LA PRATIQUE

DES

MALADIES DES POUMONS

ET

DE L'APPAREIL RESPIRATOIRE

DANS LES HOPITAUX DE PARIS

AIDE-MÉMOIRE ET FORMULAIRE

DE THÉRAPEUTIQUE APPLIQUÉE

PAR

Le Professeur PAUL LEFERT

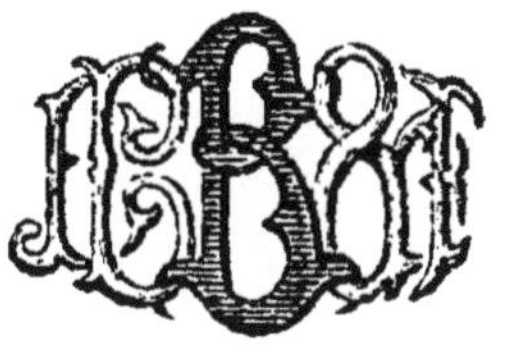

PARIS

LIBRAIRIE J.-B. BAILLIÈRE ET FILS

Rue Hautefeuille, 19, près du boulevard Saint-Germain.

1894

Tous droits réservés.

MANUEL DU MÉDECIN PRATICIEN

Par le Professeur **Paul LEFERT**
Collection nouvelle, 10 volumes in-18, cartonnés.
Prix de chaque volume : 3 fr.

La pratique journalière des hôpitaux de Paris. 2e *édition*, 1892, 1 vol. in-18, 350 pages, cart........ 3 fr.
La pratique journalière de la chirurgie dans les hôpitaux de Paris. 1894, 1 vol. in-18, 324 pages, cart. ... 3 fr.
La pratique gynécologique et obstétricale des hôpitaux de Paris. 1893, 1 vol. in-18, 308 pages, cart .... 3 fr.
La pratique dermatologique et syphiligraphique des hôpitaux de Paris. 1893, 1 vol. in-18, cart. .... 3 fr.
La pratique des maladies des enfants dans les hôpitaux de Paris. 1894, 1 vol. in-18, 300 pages, cart. ... 3 fr.
La pratique des maladies du système nerveux dans les hôpitaux de Paris. 1894, 1 vol. in-18, cart. .... 3 fr.
La pratique des maladies de l'estomac et de l'appareil digestif dans les hôpitaux de Paris. 1894, 1 vol. in-18, 288 pages, cart..................... 3 fr.
La pratique des maladies des poumons et de l'appareil respiratoire dans les hôpitaux de Paris. 1894, 1 vol. in-18, 300 pages, cart..................... 3 fr.
La pratique des maladies du cœur et de l'appareil circulatoire dans les hôpitaux de Paris. 1894, 1 vol. in-18, 300 pages, cart..................... 3 fr.
La pratique des maladies des voies urinaires dans les hôpitaux de Paris. 1894, 1 vol. in-18, 288 pages, cart..................... 3 fr.

MANUEL DU DOCTORAT EN MÉDECINE

Par le Professeur **Paul LEFERT**
Collection nouvelle, 21 volumes in-18, cartonnés
Prix de chaque volume : 3 fr.

1er Examen.

Aide-mémoire de physique médicale. 1894, 1 vol. in-18, 288 pages, cart..................... 3 fr.
Aide-mémoire de chimie médicale. 1894, 1 vol. in-18, 288 pages, cart..................... 3 fr.
Aide-mémoire d'histoire naturelle médicale, contenant le Droguier de la Faculté de médecine, 1894, 1 vol. in-18, 288 pages, cart..................... 3 fr.

2e Examen.

Aide-mémoire d'anatomie à l'amphithéâtre, dissection

et technique microscopique, arthrologie, myologie, angéiologie, névrologie, et découvertes anatomiques, 1 vol. in-18, 288 pages, cart.................. 3 fr.

Aide-mémoire d'histologie, d'anatomie (ostéologie, splanchnologie et organes des sens) et d'embryologie. 1 vol. in-18, 276 pages, cart................. 3 fr.

Aide-mémoire de physiologie. 1 vol. in-18, 280 pages, cart......................... 3 fr.

3e *Examen.*

Aide-mémoire de pathologie générale et de bactériologie. 1 vol. in-18, 288 pages, cart........... 3 fr.

Aide-mémoire de pathologie interne. 1 vol. in-18, 296 pages, cart......................... 3 fr.

Aide-mémoire de pathologie externe. 1 vol. in-18, 312 pages, cart......................... 3 fr.

Aide-mémoire de chirurgie des régions, tome I (*Tête. Rachis, Cou, Poitrine, Abdomen*). 1 vol. in-18, cart. 3 fr.
Tome II (*Organes génito-urinaires et Membres*). 1 vol. in-18, cart................................. 3 fr.

Aide-mémoire de médecine opératoire. 1 vol. in-18, cart.................................. 3 fr.

Aide-mémoire d'anatomie topographique. 1 vol. in-18, 298 pages, cart..................... 3 fr.

4e *Examen.*

Aide-mémoire de thérapeutique. 1 vol. in-18, 276 pages cart........................... 3 fr.

Aide-mémoire de pharmacologie et de matière médicale. 1894, 1 vol. in-18, 288 pages, cart........ 3 fr.

Aide-mémoire d'hygiène et de médecine légale. 3e *édition,* 1893, 1 vol. in-18, 272 p., cart........... 3 fr.

5e *Examen.*

Aide-mémoire d'anatomie pathologique, d'histologie pathologique et de technique des autopsies. 1 vol. in-18, 280 pages, cart................... 3 fr.

Aide-mémoire de clinique médicale et de diagnostic. 1 vol. in-18, 304 pages, cart............... 3 fr.

Aide-mémoire de clinique chirurgicale, diagnostic, thérapeutique générale et petite chirurgie. 1 vol. in-18, cart.................................. 3 fr.

Aide-mémoire d'accouchements. 1 vol. in-18, cart. 3 fr.

Concours de l'Externat des hôpitaux.

Aide-mémoire de médecine hospitalière, *anatomie, pathologie et petite chirurgie,* pour la préparation du concours de l'Externat. 1 vol. in-18, 300 p., cart. 3 fr.

LA PRATIQUE

DES

MALADIES DES POUMONS

ET

DE L'APPAREIL RESPIRATOIRE

DANS LES HOPITAUX DE PARIS

MANUEL DU MÉDECIN PRATICIEN

LA PRATIQUE

DES

MALADIES DES POUMONS

ET

DE L'APPAREIL RESPIRATOIRE

DANS LES HOPITAUX DE PARIS

AIDE-MÉMOIRE ET FORMULAIRE

DE THÉRAPEUTIQUE APPLIQUÉE

PAR

Le Professeur PAUL LEFERT

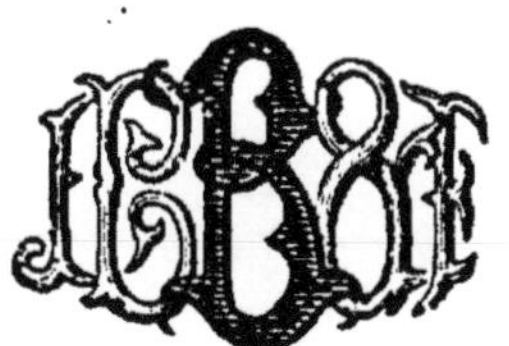

PARIS

LIBRAIRIE J.-B. BAILLIÈRE ET FILS

Rue Hautefeuille, 19, près du boulevard Saint-Germain.

1894

Tous droits réservés.

PRÉFACE

Nous avons pensé qu'il y avait utilité à présenter la *pratique* des médecins des hôpitaux de Paris : MM. H. BARTH, BOUCHARD, BROUARDEL, BUCQUOY, CHAUFFARD, DEBOVE, DIEULAFOY, DUJARDIN-BEAUMETZ, FAISANS, FERNET, GAUCHER, GILBERT, GOUGUENHEIM, GRANCHER, HANOT, HAYEM, HÉRARD, HUCHARD, HUTINEL, JACCOUD, LANCEREAUX, LANDOUZY, LEGENDRE, LEGROUX, LETULLE, MARFAN, MERKLEN, NETTER, POTAIN, RENDU, Alb. ROBIN, G. SÉE, Jules SIMON, F. WIDAL, etc.

On trouvera, traitées dans ce livre, les questions qui s'offrent chaque jour à l'observation de tout praticien : *Amygdalite, Angines, Asthme, Bronchite, Broncho-pneumonie, Coqueluche, Coryza, Diphtérie, Dyspnée, Emphysème, Grippe et Influenza, Laryngite, Phtisie pulmonaire, Pleurésie, Pneumonie, Pneumothorax, Spléno-pneumonie, Thoracentèse, Toux, Trachéo-bronchite, Tuberculose,* etc.

Cet ouvrage, dû à la collaboration de 80 médecins et chirurgiens des hôpitaux de Paris, renferme plus de quatre cents consultations sur les cas les plus nouveaux et les plus variés.

Il permet au médecin instruit de se rappeler

ce qu'il a vu, alors qu'étudiant, il suivait les services hospitaliers de Paris ; il permet à celui qui depuis longtemps s'est relégué dans la pratique, de se tenir au courant des nouvelles méthodes de traitement.

Le praticien est toujours certain, quel que soit son choix, de s'appuyer sur les conseils d'un confrère dont le nom fait autorité.

Sans doute, au lit du malade, l'état particulier de ce dernier a au moins autant de poids que le genre de maladie dont il est atteint ; il n'en reste pas moins que chaque médecin a pour chaque maladie un ensemble de moyens formant un arsenal, dans lequel il puise incessamment, sauf à choisir l'agent qui s'adapte le mieux à la constitution propre du patient.

Pour faciliter les recherches et pour rendre par cela même le livre plus utile, nous l'avons complété par deux tables alphabétiques, l'une par noms d'auteurs, l'autre par ordre de matières. De telle sorte que l'on peut à la fois avoir l'opinion de tel ou tel professeur sur les diverses questions qui sont à l'ordre du jour et en même temps passer en revue l'opinion des divers chefs de service sur un sujet déterminé.

Nous remercions ceux de nos savants maîtres qui ont bien voulu nous donner quelques notes inédites ; elles ne pourront qu'augmenter l'intérêt de notre travail.

Paris, le 15 mai 1894.

P. L.

LA PRATIQUE

DES MALADIES DES POUMONS

ET DE L'APPAREIL RESPIRATOIRE

ABCÈS RÉTRO-PHARYNGIENS.

Gouguenheim.

I. Traitement chirurgical. — Faire l'ouverture artificielle, mais avec précaution.

Si on fait l'ouverture, ouvrir en un point bien choisi et où l'on ne constate pas de battements artériels.

L'ouverture par la peau n'est pas à conseiller; c'est une opération trop disproportionnée avec le résultat à attendre, à moins que la fluctuation ne soit très superficielle; faire plutôt de l'expectation, mais une expectation très vigilante.

S'il y a des battements artériels trop forts, il vaudra peut-être mieux ne pas intervenir, mais plutôt attendre; d'autant plus que ces abcès s'ouvrent toujours spontanément, même au bout d'un temps très long, dans le fond de la gorge.

II. Traitement médical. — Si l'intervention opératoire n'a pas lieu, appliquer à l'extérieur des cataplasmes ou des pommades résolutives telles que l'onguent mercuriel; il ne faut pas non plus négliger de faire des irrigations naso-pharyngiennes avec l'eau boriquée.

III. Régime. — Donner aux malades l'alimentation qu'ils pourront le mieux supporter.

L'emploi des toniques, tels que le quinquina, sera aussi parfaitement indiqué.

ADÉNOPATHIES.

Grancher.

Adénopathie trachéo-bronchique. — Prescrire l'huile de foie de morue, à doses d'abord très petites, pour que l'accoutumance puisse se faire, puis progressivement élevées, 10 à 12 cuillerées, pour un enfant de 8 à 10 ans.

Prescrire l'iodure de potassium et mieux de sodium en même temps que l'huile de foie de morue. Cette médication doit être de temps en temps interrompue, mais longtemps continuée, jusqu'au moment où la guérison pourra être consolidée par un séjour au Mont-Dore ou à la Bourboule.

Les bains de mer et l'air de la mer peuvent aussi être conseillés. Pour les bains, on tâtera la susceptibilité des petits malades : s'ils ne peuvent supporter les bains de mer froids, on les donnera chauds.

Moizard.

Adénopathie bronchique. — Iodure de potassium, 5 centigrammes, chez les enfants de 1 à 6 mois; de 10 à 20 centigrammes, chez les enfants plus âgés.

AMYGDALITE.

Ch. Bouchard.

Les amygdales se contaminent plus souvent par l'intérieur que par la cavité buccale, et c'est moins la pénétration des microbes dans les cryptes que leur arrivée par le sang, qui met les amygdales aux prises avec les germes infectieux. Retenant et détruisant les microbes, elles en souffrent de temps en temps.

Prescrire le gargarisme suivant :

    Borate de soude................   6 gr.
    Teinture de benjoin............   10 —
    Infusion de feuilles de roses.....   250 —

Révulsifs aux membres inférieurs.

Amygdalite suppurée. — Administrer le naphtol à l'intérieur.

Descroizilles.

Amygdalite simple chez les enfants. — Gargarismes avec :

    N° 1. Laudanum de Sydenham.   VI gouttes
        Sirop de mûres.....⎫ āā   25 gr.
        Miel rosat.........⎭
        Eau d'orge...........   100 —

    N° 2. Miel ....   50 gr.
        Décoction de racines de
          guimauve...........   200 —

Gouguenheim.

Amygdalite phlegmoneuse suppurée. — I. TRAITEMENT MÉDICAL. — Employer les moyens classiques et procéder ainsi :

1° Contre *la douleur pharyngée* : applications autour du cou des tubes de Leiter (petits tuyaux en plomb dans lesquels on entretient une circulation d'eau froide). A leur défaut seulement, vessies de glace ou sangsues sur l'angle de la mâchoire.

Badigeonnages pharyngés avec la solution de cocaïne au cinquième ou au tiers.

2° Contre l'*adénite* : cataplasmes chauds et laudanisés autour du cou.

3° Contre l'*inflammation locale* : douches pharyngées et irrigations nasales avec l'eau boriquée chaude.

4° A titre d'*antiseptique intestinal* et surtout pour prévenir les effets de l'ingestion des produits septiques, administrer du naphtol ou mieux du salol à la dose quotidienne de 2 grammes et par prises successives, que l'on continuera pendant quelques jours.

Condamner l'administration, classiquement conseillée, des vomitifs. Au début, ils sont nuisibles et plus tard, à moins d'attendre le moment où l'abcès est très superficiel, ils ne hâtent guère son évacuation.

II. TRAITEMENT CHIRURGICAL. — La non-intervention est la règle. Elle a des exceptions sans doute, entre autres, l'apparition sur l'amygdale d'un point transparent blanchâtre ou jaunâtre, révélant le foyer purulent.

Intervenir plus tôt, c'est courir au devant de tentatives inutiles. On ignore plus souvent le siège de ce foyer. On a bien dit que le pus chemine entre le pilier antérieur et l'amygdale ; y compter, c'est s'exposer à des déceptions ; la suppuration n'évolue point avec cette précision. Ce point de maturité de l'abcès échappe à la vue et à la palpation. On s'expose donc à des inconvénients ennuyeux dans la clientèle, en s'inspirant de données aussi indécises, pour pratiquer l'ouverture prématurée de l'abcès. D'ailleurs, l'angine phlegmoneuse guérit spontanément et l'effort du thérapeute est suffisant, s'il se contente judicieusement de satisfaire à des indications thérapeutiques anodines et sans frapper des coups disproportionnés par leur puissance à la bénignité relative de l'affection.

J. Comby.

Amygdalite chez l'enfant. — Le traitement sera surtout antiseptique ; on fera l'antisepsie générale (sulfate de quinine : 25, 30, 50 centigr par jour) et l'antisepsie locale à l'aide des collutoires et des garga-rismes suivants :

N° 1. Borax.................	4	gr.
Salicylate de soude........	4	—
Décoction de guimauves....	200	—
Sirop de miel............	40	—

Pour se gargariser toutes les deux heures.

N° 2. Résorcine..............	1	gr.
Miel rosat.............	30	—
Eau distillée	200	—

Pour gargarismes ou pour badigeonnages de la gorge.

On peut aussi toucher la gorge trois fois par jour au pinceau avec :

N° 1. Hydrate de chloral..........	4	gr.
Glycérine.................	40	—

N° 2. Teinture d'iode............	10	gr.
Glycérine	30	—

On peut encore insuffler dans la gorge du salol en poudre, du bicarbonate de soude ou du benzonaphtol.

M. Lermoyez.

I. TRAITEMENT MÉDICAL. — Il ne faut employer ce traitement que si le malade est pusillanime. Il con-siste à assurer l'asepsie des amygdales :

1° En les badigeonnant chaque jour avec des subs-

tances microbicides fortes (glycérine iodée, salol camphré, etc.).

2° Surtout en pratiquant l'antisepsie des cavités naturelles voisines. L'arrivée des microbes aux cryptes
amygdaliennes se fait de deux côtés : en avant, par la
voie buccale ; en arrière, par la route naso-pharyn-
gienne. On conseillera donc, d'une part, les gargarismes fréquents pratiqués plusieurs fois par jour, au
lever, au coucher, et surtout après les repas ; d'autre
part, on prescrira les irrigations nasales bi-quoti-
diennes, faites au commencement et à la fin de la
journée. Les solutions seront employées aussi chaudes
que possible ; pour prévenir l'accoutumance qui rapidement détruit leur efficacité, on les variera souvent,
au moins tous les mois. Les solutions antiseptiques
le mieux tolérées par la muqueuse nasale sont celles
d'acide borique (3/100°), de salicylate de soude (1/100°),
de résorcine (2/100°).

Quant aux antiseptiques buccaux, ceux qui réalisent
le mieux la triple indication d'agir rapidement, de
n'être point toxiques et de ne pas altérer l'émail des
dents, sont les solutions d'acide thymique (1/3000°), d'a-
cide salicylique (1/500°), d'acide benzoïque (1/400°) ; la
solution alcoolique de saccharine non alcalinisée est
un excellent dentifrice.

Ce traitement médical est très imparfait. Simple
palliatif, il doit être continué indéfiniment, constituant
ainsi une sujétion fort ennuyeuse. Il est, de plus, insuffisant, car il ne réalise qu'une asepsie amygda-
lienne relative et toute de surface ; le fond des cryptes,
véritable étuve de cultures où s'établissent les amygdalites, lui échappe entièrement.

II. Traitement chirurgical. — Moyen simple et
très sûr pour amener rapidement une guérison durable,
à condition que le mode d'opération choisi réponde
au but qu'on se propose.

Aussi, il ne peut être question d'*amygdalotomie*, puisque dans le cas présent les amygdales ne sont ni grosses ni saillantes.

La *cautérisation ignée* (thermo ou galvano-cautère), peu recommandable à cause de la réaction douloureuse, violente qu'elle provoque, serait ici plus nuisible qu'utile ; créant une sclérose qui rétrécit l'embouchure des cryptes, elle rendrait plus difficile encore l'évacuation de celles-ci.

Le procédé de choix est la *discision*. Elle consiste à faire sauter les ponts de tissu amygdalien qui séparent les cryptes, et à ouvrir largement celles-ci, de façon à ce que la rétention des sécrétions, des débris alimentaires n'y soit plus possible, et que, par suite, les fermentations microbiennes cessent de s'y produire. C'est, en un mot, appliquer à l'amygdale, le traitement classique de la fistule à l'anus ; transformation de clapiers en surfaces planes, et suppression de la stagnation qui s'y fait. La discision se pratique à l'aide d'un crochet spécial ; faite par une main exercée, avec l'aide de la cocaïne, elle cause une douleur insignifiante, une hémorragie très faible ; et, ne déterminant presque pas de réaction inflammatoire, elle évite les souffrances consécutives.

En deux ou trois séances, le malade est radicalement débarrassé pour l'avenir de ses amygdalites ; il n'aura plus alors à s'astreindre à des précautions désormais inutiles.

ANGINE.

Ch. Bouchard.

Angines aiguës. — I. PROPHYLAXIE. — On ne saurait trop insister sur la nécessité d'entretenir soigneusement la propreté de la bouche, ce qui actuellement laisse encore tant à désirer. On fera donc le lavage de la bouche et de la gorge avec un liquide antiseptique, tel que l'acide borique ou l'acide salicylique.

Prescrire le gargarisme suivant :

Borate de soude.....................	6 gr.
Teinture de benjoin	18 —
Infusion de feuilles de roses......	250 —

II. TRAITEMENT. — L'administration des médicaments, sous forme de gargarismes, ne produit que bien rarement, d'une façon complète, l'effet qu'on en attend. Souvent, en effet, le liquide ne pénètre pas plus loin que le voile du palais, de sorte que les parties malades sont à peine atteintes, et de plus leur action n'est pas assez prolongée.

Il sera facile de remédier à cet état de choses, en ayant recours à des lavages de la gorge au moyen d'un irrigateur à forte pression, lavages qu'on répétera aussi souvent qu'il est nécessaire, toutes les deux ou même toutes les heures, avec des solutions chaudes, d'une température moyenne de 38° à 40°. On pourra, par ce procédé, injecter chaque fois un demi-litre à un litre de liquide, et réaliser ainsi un nettoyage convenable de la région malade.

Quant aux médicaments à employer, les astringents, dont l'efficacité est bien douteuse en présence de la nature infectieuse de l'angine, doivent être remplacés par les antiseptiques.

Les plus fréquemment utilisés sont : l'acide phénique à 1/2 ou 1 pour 100 et le sublimé à 1 pour 20,000.

A cette dose, ils ne sont pas irritants et les dangers de la résorption ne sont pas à craindre.

Leur action pourra être renforcée par des applications topiques de ces mêmes substances, à doses plus élevées, au moyen de petits tampons de ouate hydrophile, fixés à l'extrémité d'une pince à forcipressure. Ces applications pourront être répétées deux à trois fois dans le courant de la journée.

Indépendamment des gargarismes antiseptiques, prescrire le naphtol, à la dose de 2 à 3 grammes par jour, les douleurs sont moindres et la durée de l'affection est notablement abrégée.

Ne pas négliger non plus l'antisepsie intestinale dont les angines aiguës bénéficient considérablement lorsqu'elle est instituée avec rigueur et dès le début (1).

Jaccoud.

Angines pseudo-membraneuses à pneumocoques. — I. TRAITEMENT GÉNÉRAL. — Au nombre des médicaments dirigés contre l'altération de l'état général, il faut compter le lait, donné à hautes doses, non pas seulement comme aliment, mais comme remède, pour favoriser la diurèse.

Donner aussi l'acide salicylique à des doses qui varient, selon le cas, entre 1 et 2 grammes par vingt-quatre heures. Maintenir ces doses tant que dure la fièvre; après quoi ne plus donner que 0 gr. 50 par jour jusqu'à la fin de la maladie.

Enfin, comme l'affection paraît déprimer considérablement les patients, faire prendre de l'alcool, sous forme de potion alcoolique, aux individus atteints de cette angine qui a grande tendance à l'adynamie.

II. TRAITEMENT LOCAL. — Il faut y recourir d'emblée; on doit enlever les fausses membranes, toutefois sans violence, et pratiquer sur la muqueuse dénudée des attouchements à l'aide d'un liquide très antiseptique. Rien n'est meilleur que les solutions au sublimé.

(1) Voyez Lefort, *La pratique des maladies de l'estomac et de l'appareil digestif*, Paris, 1894.

Aussitôt que la muqueuse est à vif, à la suite de l'enlèvement des fausses membranes, la toucher avec une solution de sublimé dont le titre varie de 1/1000° dans les cas légers, à 2/1000° dans les cas plus graves.

Si les fausses membranes se reproduisent, on les enlève à nouveau ; en somme, il faut persévérer dans ce traitement local tant que dure la maladie.

Dans l'intervalle de ces manœuvres, soumettre le malade à des pulvérisations d'eau légèrement antiseptique, d'eau boriquée par exemple, dirigées sur la gorge ; créer autour de lui une atmosphère antiseptique à l'aide de pulvérisateurs à eau phéniquée.

Ce traitement local doit être institué d'emblée avec rigueur, et quand l'examen bactériologique, qui demande toujours un certain temps pour les cultures, a démontré qu'il ne s'agissait pas de diphtérie, on en est quitte, pour se conduire avec un peu moins de rigueur, mais pas beaucoup ; ainsi, on peut ne plus faire les attouchements qu'avec la solution de sublimé à 1/1000°.

Joffroy.

Angine diphtéritique. — Employer le chloral en solution au 2/100° pour pratiquer des irrigations au fond de la gorge, répétées trois et quatre fois par jour, et en solution au 1/60° pour faire des badigeonnages des fausses membranes.

Celles-ci disparaissent assez rapidement sous l'influence de ce traitement et sont remplacées par des ulcérations, et par de l'angine érythémateuse simple, due à l'action irritante du topique. Le chloral est préférable à l'acide phénique, qui est moins antiseptique.

Ce traitement réussit très bien chez l'adulte ou chez les grands enfants, mais il est souvent inapplicable chez les petits enfants.

Constantin Paul.

Angine granuleuse. — I. TRAITEMENT EXTERNE.
— Prescrire des pulvérisations d'eaux sulfureuses.
Attouchements du pharynx avec :

Chlorure de zinc..........	0 gr. 1 à 4 gr.
Eau	100 —

Attouchements des granulations avec le crayon de sulfate de cuivre.

II. TRAITEMENT INTERNE. — Liqueur de Fowler, II à VIII gouttes par jour.

III. RÉGIME. — Défendre le tabac et l'alcool.

Descroizilles.

Angine gangreneuse chez les enfants. — Prescrire :

Extrait de quinquina..............	2 gr.
Eau de menthe...................	18 —
— de camomille...............	20 —
Sirop de guimauve..............	40 —

Par cuillerées.

Huchard.

Angine névralgique ou névralgie de l'isthme du gosier. — Le traitement doit s'adresser plutôt à l'élément névralgique qu'à l'élément inflammatoire. Dans ce but, on fait prendre le matin, à une heure d'intervalle, 3 pilules contenant chacune :

Sulfate de quinine...........	20 centigr.
Extrait de racine d'aconit.....	1 —

Si les douleurs névralgiques sont rebelles, on administre, trois fois dans la journée, à deux ou trois heures d'intervalle, un cachet de 25 centigrammes de bromhydrate de quinine, en associant à chaque cachet un granule d'aconitine d'un quart de milligramme.

On touche le fond de la gorge, trois ou quatre fois par jour, avec un pinceau trempé dans le mélange suivant :

Glycérine neutre......................	10 gr.
Chlorhydrate de morphine..........	10 centigr.
Essence de menthe...............	IV gouttes.

Gouguenheim.

Angines aiguës. — Faire sur le pharynx des applications locales de cocaïne. Il y a nécessité d'appuyer vigoureusement sur ces parties pour que le médicament soit mieux absorbé. Son action, qui demande cinq à dix minutes pour se produire, dure de cinq minutes à plusieurs heures, surtout chez les sujets nerveux. Se servir d'une solution au 1/10e, au 1/20e chez les enfants, au 1/5e chez les sujets réfractaires. Ces applications amènent une détente avec soulagement de douleur.

Angines érythémateuses tonsillaires. — Employer le salol à doses suffisantes (2 à 3 gr. en 3 à 5 prises par jour).

Le salol agit sur les angines aiguës, quelle qu'en soit la cause ; il calme la douleur, la dysphagie ; en calmant la douleur, il abaisse la température ; il abrège la durée des angines et en particulier de l'*angine phlegmoneuse suppurée*.

Marfan.

Angine diphtéritique. — La diphtérie étant une

maladie caractérisée par deux ordres de manifestations :

a) Les unes locales, primitives, consistant en inflammations pseudo-membraneuses des muqueuses ou de la peau :

b) Les autres générales, secondaires, dues à un empoisonnement par les toxines qu'élabore le bacille au niveau des fausses membranes et à des infections secondaires par les microbes ordinairement associés aux bacilles de Klebs dans la fausse membrane, les indications thérapeutiques de l'angine diphtéritique peuvent être formulées de la façon suivante :

1° Instituer un traitement antiseptique local, pour détruire le bacille de la diphtérie au foyer de son activité, c'est-à-dire au niveau de la fausse membrane ou tout au moins atténuer la virulence, ou encore pour entraver la multiplication des microbes associés à ce bacille ;

2° Instituer un traitement général, afin de neutraliser l'action des toxines et combattre les infections secondaires ou tout au moins pour fortifier l'organisme et lui permettre de lutter avantageusement ;

3° S'il y a lieu, combattre les complications par des moyens appropriés.

I. TRAITEMENT ANTISEPTIQUE LOCAL. — En présence de la difficulté qu'on éprouve à détacher les fausses membranes et d'autre part du danger qu'il peut y avoir au point de vue de la réinoculation à écorcher la muqueuse, se borner à promener, en appuyant, le pinceau de ouate imprégné de liquide phéniqué sur les fausses membranes dont on n'enlève que ce qu'on peut et sans violence aucune. Employer la glycérine phéniquée sous la forme de glycérolé à 1/40° chez l'adulte ou à 1/20° chez l'enfant. Ce collutoire pénètre et imprègne la fausse membrane ; il n'est pas irritant et ne détermine pas de cuisson.

Il fuse peu, et par conséquent, ne favorise point l'extension des fausses membranes en étendue, en exposant la muqueuse aux érosions. De plus, la douleur qu'il produit est tolérable et son action suffisante, puisque l'objectif du traitement est de neutraliser la fausse membrane, mais non point de la détruire.

Employer également l'eau phéniquée (1/1000e) en grandes irrigations bucco-pharyngées.

L'importance de ces irrigations bucco-pharyngées est considérable. Elles complètent les badigeonnages. Les répéter toutes les deux heures avec l'eau phéniquée au 1/1000e. Elles balayent et nettoyent la muqueuse: elles entraînent les débris de fausses membranes, dont les attouchements ont favorisé le détachement.

Voici, du reste, comment toutes les opérations doivent être réglées :

Toutes les deux heures, irrigation bucco-pharyngée avec environ 1 litre d'eau phéniquée.

Trois fois par jour — cas légers, — quatre ou cinq fois par jour et une fois la nuit — cas graves, — attouchements à la surface de la fausse membrane avec un pinceau trempé dans la glycérine phéniquée.

A cet effet, on évite de faire goutter le pinceau. Celui-ci est promené en appuyant modérément sur la région malade. Malgré ces précautions qui exigent plutôt de l'attention qu'une grande dextérité opératoire, la muqueuse peut saigner.

Ne faire de grand lavage buccal consécutif que si on a fait saigner la muqueuse, ou si on craint d'avoir laissé au fond de la gorge trop de glycérine phéniquée.

Dans l'intervalle, faire sucer au malade de petits morceaux de glace.

Faire des vaporisations antiseptiques, obtenues en mettant dans la chambre du malade, une casserole d'une contenance d'environ 2 litres d'eau sur un fourneau à gaz ou à pétrole et dans laquelle on verse toutes les cinq ou six heures deux cuillerées à soupe de créosote ou d'alcool phéniqué (40 pour 100).

Examiner de temps à autre les urines, pour éviter l'intoxication phéniquée.

Cesser les vaporisations antiseptiques quand les urines prennent une coloration noirâtre ou verdâtre, indice de la saturation phéniquée de l'organisme.

Parmi les nombreux médicaments encore préconisés, deux, en particulier, sont à retenir : le jus de citron et le pétrole à brûler que l'on trouve partout et dont on peut se servir avantageusement à défaut d'acide phénique ou en attendant que les remèdes aient été préparés.

Continuer le traitement, quel qu'il soit, jusqu'à disparition complète des membranes. Le bacille de la diphtérie persistant un certain temps dans la bouche, il convient, après la guérison, et pendant une quinzaine de jours, pour éviter la récidive et la contamination de l'entourage, de faire rincer la bouche, deux ou trois fois par jour, avec une solution phéniquée faible (1/500e).

II. Traitement général. — Il peut avoir pour but : ou bien d'appliquer une médication spécifique ; ou bien d'instituer un traitement simplement tonique.

1° *Traitement spécifique.* — Behring a fait connaître qu'on pouvait procurer au cobaye, animal très sensible au virus diphtéritique, une immunité temporaire, en lui inoculant du bouillon diphtéritique chauffé à 60° ou 70° ou contenant une certaine dose de trichlorure d'iode. Si on sacrifie ces animaux ainsi immunisés et si on recueille leur sérum pour y ensemencer le bacille de la diphtérie, on remarque que celui-ci pousse très bien, mais on constate qu'il ne fabrique pas de toxines. Or, ce sérum injecté dans la peau guérirait ou tout au moins empêcherait d'être mortelle la diphtéric inoculée au cobaye. Chez l'homme, cette vaccination semblerait aussi devoir donner des résultats favorables, mais le procédé est encore trop nouveau pour qu'on puisse se prononcer définitivement sur sa valeur réelle.

Parmi les médicaments internes préconisés, le perchlorure de fer, soit en solution, soit en potion, semblerait avoir une réelle utilité; on peut le prescrire de la façon suivante :

> Perchlorure de fer.............. XX gouttes.
> Eau distillée. .... 125 gr.
> Sirop d'écorces d'oranges amères. .. 25 —

On fait prendre, toutes les deux heures, après chaque irrigation, une cuillère à soupe de cette préparation, dans une tasse de porcelaine ou un verre. Prendre un peu de lait après la potion et s'abstenir de substances renfermant de la gomme ou du tannin, comme le vin.

2° *Traitement tonique.* — Alimentation abondante, liquide ou semi-liquide, de molle consistance et très alibile sous un petit volume ; lait, crèmes, jus de viande, mie de pain imbibée de jus de viande, purées de viande, œufs à la coque. Quinquina, alcool, café.

A la fin de chacun des deux grands repas, faire prendre la moitié de la potion suivante :

> Infusion de café................ 100 gr.
> Sirop de gomme................ 30 —
> Extrait mou de quinquina....... 4 —
> Cognac...................... 15 —

III. TRAITEMENT DES COMPLICATIONS. — Il varie avec la nature même de ces complications.

IV. CONVALESCENCE. — Plus tard, pendant le convalescence, il faut continuer encore les irrigations, ou, si l'âge le permet, les gargarismes. La solution phéniquée est alors titrée au 1/500e.

Gaucher.

Angine diphtéritique. — 1° Enlever les fausses membranes ;

2° Badigeonner les parties malades avec une mixture antiseptique forte ;

3° Laver la cavité bucco-pharyngée avec une solution antiseptique faible.

Faciles chez l'adulte, ces opérations présentent chez l'enfant de plus grandes difficultés ; mais on finit par en triompher.

1° *Ablation des fausses membranes.* — Cette ablation se fait avec une tige flexible ou rigide, armée à son extrémité de ouate hydrophile ou de molleton roulés sur eux-mêmes et que l'on jette au feu après s'en être servi. Agir doucement et autant que possible ne pas faire saigner la muqueuse.

2° *Badigeonnage des surfaces malades avec une mixture antiseptique forte.* — Employer la mixture suivante, qui est la mixture de Soulez (de Romorantin) modifiée :

Camphre	20 gr.
Huile de ricin	15 —
Alcool à 90°	10 —
Acide phénique cristallisé.	5 —
— tartrique....................	1 —

Elle forme une solution parfaitement limpide, dans laquelle on imprègne un pinceau de ouate qu'on égoutte un peu avant de s'en servir pour toucher les surfaces malades. Jeter le pinceau et recommencer une ou deux fois avec un nouveau pinceau ; toucher tous les points malades et chercher à faire pénétrer le liquide dans les cryptes amygdaliennes.

Le badigeonnage *phéno-camphré*, quoique assez douloureux, passe pour être le meilleur topique employé jusqu'ici.

3° *Irrigations bucco-pharyngées avec une solution antiseptique faible*. — Ces irrigations, que l'on pratique dix minutes après le badigeonnage, sont faites avec une solution boriquée (3 pour 100), phéniquée (1/1000⁰) ou simplement avec de l'eau bouillie. On peut se servir à cet effet soit d'un irrigateur Eguisier, soit d'un récipient quelconque suspendu à une certaine hauteur et muni inférieurement d'un tube terminé par une canule en caoutchouc durci. Pour pratiquer l'irrigation, on maintient l'enfant la tête penchée au-dessus d'une cuvette, la canule étant placée entre les dents. Il faut faire passer, chaque fois, environ un litre de liquide avec des intervalles de repos.

Cette série de manœuvres doit être répétée toutes les deux, trois ou quatre heures, suivant la rapidité de reproduction des fausses membranes. La nuit, le nettoyage n'est pratiqué qu'une seule fois.

Ce traitement donne 93 pour 100 de guérisons, alors que la mortalité ordinaire est de 60 pour 100. Il guérit souvent des angines très graves, empêche fréquemment la production du croup secondaire, diminue le nombre de cas où la mort est due à une infection secondaire et enfin abaisse la proportion des paralysies consécutives.

Mais, si ce traitement améliore considérablement le pronostic de la diphtérie chez les enfants âgés de plus de 8 à 10 ans, la même amélioration n'est pas assurée chez les sujets plus jeunes, ce qui tiendrait à ce que, chez ces derniers, certaines manifestations diphtéritiques (croup et broncho-pneumonie) ne seraient pas accessibles au traitement local. Même chez les petits enfants, il conserverait néanmoins une partie de sa valeur, si on pouvait intervenir à temps, à la période d'angine.

L'acide phénique étant regardé comme l'un des antiseptiques les plus efficaces contre le bacille de la diphtérie, on a cherché à incorporer cet agent à d'autres substances et c'est ainsi qu'on l'a associé au sulforicinate de soude dans la proportion suivante :

Acide phénique...................... 20 gr.
Sulforicinate de soude............ 80 —

Ce phénol sulforiciné conserverait à l'acide phénique tout son pouvoir antiseptique, en lui enlevant, a-t-on prétendu, sa causticité, ce qui ne serait pas absolument démontré. Quoi qu'il en soit, il donnerait d'excellents résultats. Particularité à noter : on ne l'appliquerait qu'après avoir fait les irrigations buccopharyngées.

A. Chauffard.

Angines aiguës. — I. TRAITEMENT LOCAL. — Le traitement antiseptique des angines aiguës a pour base des lavages fréquents de la gorge, avec des antiseptiques, qui y sont amenés, soit par des gargarismes chez les adultes, soit au moyen d'une seringue lorsque le sujet est trop jeune pour se gargariser.

Les lavages doivent être répétés fréquemment, toutes les deux ou trois heures au moins,

Chez les enfants, il est de règle de faire usage de solutions assez faibles.

On pourra se servir d'abord des solutions à base de borax, de naphtol (25 centigr. par litre), de phénol (1/2 ou 1 pour 100).

Nº 1. Eau distillée............... 1 litre
Naphtol β.............. 0 gr. 25

Nº 2. Eau distillée............... 200 gr.
Acide phénique.......... 1 à 2 —

Les enfants sont très susceptibles à l'acide phénique, et ce médicament doit, pour cette raison, être réservé pour la diphtérie.

On peut encore employer des solutions chaudes d'acide borique saturées ou sursaturées. On fait dissoudre 120 grammes d'acide borique dans un litre d'eau, à condition d'ajouter à chaud 1 gr. 50 de magnésie pour 10 grammes d'acide borique.

On peut aussi se servir d'une solution chaude d'hydrate de chloral à 1 pour 200.

S'il y a des fausses membranes, on pourra se servir, pour les enlever, de pinces munies d'un bourdonnet de ouate. Après avoir enlevé, en procédant avec précaution, les productions membraneuses, on fait une application de ouate sèche sur la muqueuse, puis de ouate chargée d'un antiseptique, de naphtol camphré, qui est très douloureux, mais très efficace, ou de phénol sulforiciné, qui est aussi très utile. Ces nettoyages doivent être faits prudemment ; il ne faut pas faire saigner la muqueuse, car on créerait ainsi des voies d'absorption pour les toxines.

II. TRAITEMENT INTERNE. — Comme des troubles digestifs accompagnent souvent l'angine, il est nécessaire d'associer au traitement local l'antisepsie intestinale.

On donne, par exemple, 2 à 3 grammes de naphtol par jour, et, sous l'influence de ce traitement, l'angine peut avorter. On peut administrer le salol (4 à 5 gr.). A hautes doses, ce médicament calme la douleur locale, fait tomber la fièvre et fait tourner court l'angine, car le salol se dédouble en phénol qui agit comme antiseptique. Le seul inconvénient du salol à hautes doses est de rendre les urines noires. Il faut donc surveiller les urines. Mais si l'on cesse ou si même on diminue la dose, les urines reprennent leur couleur physiologique.

Enfin, si les symptômes sont aigus, on peut ajouter

à ces moyens fondamentaux les antiphlogistiques,
(sangsues derrière les oreilles). On peut aussi, dans
le même but, faire sucer de la glace ou mettre cette
dernière en sachet autour du cou.

Burlureaux.

Angine scarlatineuse. — L'angine scarlatineuse
est une très grave complication de la scarlatine, et
il faut la surveiller de très près.

Faire gargariser le malade toutes les heures, dût-
on le réveiller la nuit pour cela, et surtout faire deux
ou trois fois par jour des irrigations antiseptiques
dans la gorge.

Pour pratiquer ces irrigations, faire lever le malade, quelle que soit la gravité de son état, en prenant les précautions utiles.

MANUEL OPÉRATOIRE. — Il est nécessaire de bien
voir clair; un aide muni d'un irrigateur se tient à la
gauche du sujet, un peu en arrière. Le médecin fait
alors ouvrir la bouche au malade, et lui dit de mon-
trer les dents et de rentrer la langue qu'il abaisse
fortement avec une cuiller.

L'opérateur, tenant de la main gauche la cuiller et
de la main droite la canule de l'irrigateur, vise les
fausses membranes, contre lesquelles il dirige un jet
oblique et puissant. Ce jet, tournoyant dans l'arrière-
gorge, détache les fausses membranes mieux que
n'importe quel pinceau ou écouvillon. Un litre de liquide chaud et plus ou moins antiseptique est nécessaire à chaque opération. Il faut éviter que le malade
n'étouffe : pour cela suspendre l'irrigation chaque
fois qu'il paraît incommodé. On le laisse ainsi respirer et cracher.

On s'y reprendra à sept ou huit fois pour faire
passer un litre d'eau. Les deux ou trois premières

opérations sont assez pénibles, mais les malades en éprouvent un tel bienfait qu'ils acceptent et même réclament l'irrigation.

Dans les cas graves, à la suite de l'irrigation, recommander un attouchement avec un liquide antiseptique.

Employer le perchlorure de fer ou la solution d'acide phénique dans la glycérine à 1/10e.

On pourrait également se servir d'une solution de résorcine à 1/100e, du collutoire de Gaucher, etc.

Variot.

Angine diphtérique. — I. TRAITEMENT LOCAL. — Le mal est d'abord local et il doit être traité comme tel, quel que soit le germe qui l'ait produit.

Le traitement sera donc d'autant plus avantageux qu'il aura été plus précoce.

Comme la méthode antiseptique est sans danger, on ne craindra pas de l'appliquer, alors même que le diagnostic de diphtérie ne serait pas formulé d'une manière absolument positive. Toute angine suspecte devra être traitée comme diphtérique.

Le traitement consistera essentiellement dans un nettoyage de la gorge à l'aide d'un pinceau un peu dur, ou mieux d'un petit écouvillon de coton hydrophile fixé à l'extrémité d'une pince ou d'une tige de bois. Le tampon, d'abord imprégné d'une mixture antiseptique puissante (glycérine phéniquée à 1/10e par exemple), sera frotté doucement sur les membranes pour les détacher. On enlèvera ainsi la plus grande quantité possible de l'exsudat. Mais il est des membranes extrêmement adhérentes à la muqueuse sousjacente et qui ne se détachent pas, même par une friction vigoureuse.

On risquerait d'excorier la muqueuse et de la faire

saigner, en voulant pousser trop loin le nettoyage.

Il sera préférable d'attendre que ces membranes se ramollissent d'elles-mêmes. Elles seront entraînées tôt ou tard par les badigeonnages. En même temps que les membranes sont enlevées par l'écouvillon de coton hydrophile, la surface occupée par elles est badigeonnée, toutes les heures le jour, toutes les heures et demie la nuit, avec la solution antiseptique :

Glycérine....................... 60 gr.
Acide phénique.................. 4 —
    — borique................... 8 —

et les fermentations putrides sont, sinon arrêtées, tout au moins ralenties.

Immédiatement après le nettoyage du pharynx, une irrigation de 1 litre de solution antiseptique faible (acide borique à 1 ou 2 pour 100) sera faite dans la gorge.

Eau bouillie.................... 1000 gr.
Acide borique.................. 10 —
    — phénique................. 2 —
Glycérine .... Q. S.

L'irrigateur système Éguisier, armé d'une longue canule en caoutchouc, est très commode pour cet usage.

L'opération du nettoyage de la gorge et de l'irrigation sera répétée toutes les deux heures au moins, *nuit et jour*. Une irrigation toutes les heures ne peut qu'être avantageuse.

Ces interventions si fréquentes, si pénibles, pour l'enfant et pour le médecin, doivent être continuées et répétées rigoureusement tant que les membranes se reproduisent. C'est une lutte de tous les instants.

La question de la substance antiseptique à employer pour imprégner les pinceaux ou les écouvillons qui servent au nettoyage de la gorge, a perdu beaucoup de son importance. Nous n'avons pas, à proprement parler, de remède spécifique contre la diphtérie ; on peut même dire que tous les topiques antiseptiques sont utiles, pourvu que le pharynx soit nettoyé aussi complètement que possible et pourvu que les irrigations détersives soient abondantes et très rapprochées.

La grosse difficulté n'est pas de choisir le topique local dans la classe nombreuse des médicaments antiseptiques ou dissolvants, le tout est de l'appliquer bien. Quant au liquide destiné aux irrigations détersives, il doit être composé de telle manière qu'il ne soit pas irritant pour la muqueuse de la bouche, et la substance antiseptique dissoute ne doit pas être toxique, car les jeunes enfants courent toujours le risque d'absorber une certaine quantité du liquide injecté dans la bouche.

II. Traitement général et régime. — Pendant tout le temps de l'évolution d'une diphtérie, les forces du malade seront soutenues par la médication tonique. Toutes les heures, doner une cuillerée à soupe de :

Eau distillée.....................	100 gr.
Extrait mou de quinquina........	4 —
Cognac.......................	30 —
Sirop d'écorces d'oranges amères..	50 —

Les médecins doivent unir leurs efforts à ceux des mères pour faire accepter les aliments les plus substantiels.

III. Traitement hygiénique. — Comme adjuvant du traitement local, les vapeurs phéniquées sont une excellente ressource.

Après avoir fait enlever les tentures de la pièce où se trouve le petit diphtérique, on fait évaporer un gramme d'acide phénique dissous dans l'eau, par mètre cube de la capacité de la chambre.

Il faut toujours que l'atmosphère soit sursaturée de vapeurs d'eau, que la vapeur condensée ruisselle le long des vitres. Les urines doivent être surveillées pour éviter l'intoxication phéniquée.

Capitan.

Angine vulgaire ou mal de gorge simple. — I. TRAITEMENT LOCAL. — A la moindre constatation d'une gêne dans la déglutition s'accompagnant de rougeur des amygdales et du pharynx, même avec peu de gonflement, il faut laver fréquemment toute la région enflammée. Les gargarismes chauds avec de l'eau salée, avec de l'eau vinaigrée, avec un peu de citron dans de l'eau, constituent des remèdes, de bonne femme si on veut, mais qui n'en sont pas moins fort utiles, car ils peuvent être appliqués partout et immédiatement dès les premiers symptômes.

Si on a sous la main de l'eau boriquée saturée, le mieux est de l'employer, de préférence chaude. S'il y a douleur marquée, on pourra utilement couper l'eau boriquée de moitié avec de l'eau de guimauve bien bouillie, dans laquelle on aura fait bouillir une tête de pavot ou à laquelle on ajoutera quelques gouttes de laudanum ou encore 3 ou 4 centigrammes de chlorhydrate de cocaïne pour un demi-verre

Le chlorate de potasse peut être souvent utile à la dose de deux pincées pour un demi-verre d'eau boriquée. Les pastilles ou les comprimés de chlorate de potasse pur ou mélangé au borax avec 1 milligramme de chlorhydrate de cocaïne par pastille peuvent aussi être employés utilement.

Si l'angine paraît plus intense, si le gonflement est plus marqué, on pourra, avec avantage, employer la solution boriquée forte préparée ainsi, suivant la formule de M. Puaux :

Acide borique...................... 100 gr.

Carbonate de magnésie .... 15 —

Eau .... 1 litre

On peut également employer une solution phéniquée à 1 ou 2 pour 100.

Tout en soignant le mal de gorge, tâcher de poser un diagnostic, s'efforcer de savoir s'il s'agit d'un simple mal de gorge *a frigore* ou grippal, ou bien s'il s'agit d'une angine rhumatismale, scarlatineuse, d'une exacerbation d'angine chronique, etc.

II. TRAITEMENT GÉNÉRAL. — Une légère purgation est utile.

Si l'angine est un peu intense, le gonflement marqué, prescrire le salol et formuler :

Salol....................... 50 centigr.

pour 1 cachet ; en prendre 2 ou 3 par jour aux repas.

S'il y a de la fièvre, de la céphalée, des douleurs vagues, prescrire, suivant les cas, la quinine, l'antipyrine. On peut, avec avantage, les associer et formuler :

Sulfate de quinine........... 15 centigr.

Antipyrine .... 50 —

pour 1 cachet ; 2 à 3 par jour.

APOPLEXIE PULMONAIRE.

Duguet.

Les indications thérapeutiques dépendent de la nature des causes qui ont donné naissance à l'hémorragie pulmonaire.

Est-elle active ? Il faut employer de suite les grandes saignées et ensuite recourir à l'opium. Le tartre stibié a été employé à hautes doses.

Si l'hémorragie se produit dans le cours d'une maladie générale grave, on aura recours aux stimulants, aux astringents, aux révulsifs.

Dans le cas de maladie de cœur, ce qui est le fait habituel, on peut utiliser les petites saignées répétées, la digitale, les drastiques, en même temps que les révulsifs et les toniques.

ASPHYXIE.

Brouardel (1).

1° Le malade doit être retiré le plus tôt possible du lieu méphitisé, exposé au grand air et débarrassé de ses vêtements.

2° Si le malade ne respire pas, on pratiquera immédiatement la respiration artificielle, comme à propos des noyés. Ces manœuvres seront continuées très longtemps; on les interrompra quand la respiration spontanée paraîtra se rétablir, pour les reprendre dès que celle-ci cessera de nouveau.

Si le malade respire, mais reste sans connaissance, il sera très utile de lui faire faire des inhalations d'oxygène, si l'on peut s'en procurer.

3° Quand le malade est sans connaissance, il faut, dès le début, lui appliquer des sinapismes, et lui faire une ou plusieurs piqûres d'éther.

On pourra aussi lui jeter, à plusieurs reprises, de l'eau froide à la face.

4° Lorsque la respiration sera rétablie, il faudra, après avoir bien essuyé le malade, le coucher dans un lit bassiné, la tête maintenue élevée, et lui faire avaler des boissons chaudes : thé, café ou grog.

(1) Instruction du Conseil de salubrité de la Seine, 9 février 1892.

5° Dès le début, il faut se hâter d'envoyer chercher un médecin, qui, seul, pourra donner au malade les soins divers et parfois très prolongés que nécessite son état.

Laborde.

Dans le procédé des *tractions rythmées de la langue*, il faut ouvrir de force la mâchoire, la maintenir ouverte avec un morceau de bois quelconque introduit entre les dents, saisir la langue avec une pince hémostatique ou autre et exécuter des mouvements rythmés de cet organe, dix-huit à vingt fois par minute ; continuer cette manœuvre pendant dix minutes ou un quart d'heure. Au bout de ce temps, des mouvements de soulèvement et d'abaissement de la région diaphragmatique se font sentir, les mouvements respiratoires se régularisent et la circulation se rétablit.

Tarnier, Jules Simon, Budin.

Asphyxie des nouveaux-nés. — Tube de Ribemont. Inhalations d'oxygène. Respiration artificielle(1).

ASTHÉNIE POST-GRIPPALE.

Huchard.

Combattre cette asthénie par la strychnine, la caféine, les phosphates, le phosphure de zinc et la kola.

1° *Préparations de strychnine.* — Prescrire la strychnine sous forme de sulfate, à la dose de 2 à 3 milli-

(1) Voyez Paul Lefert, *La pratique des maladies des enfants*, p. 23.

grammes par jour; ou d'arséniate, à la dose de 3 ou
4 granules d'un demi-milligramme.

Dans les cas graves, recourir aux injections sous-
cutanées, d'après cette formule :

> Eau distillée...................... 10 gr.
> Sulfate de strychnine............. 1 centigr.

Faire deux à quatre injections par jour.

2° *Préparations de caféine.* — Employer la caféine
à l'intérieur, d'après cette formule :

> Benzoate de soude.............. ⎰
> Caféine .... ⎱ àà 2 gr.

pour 8 cachets; prendre 4 cachets par jour.

Il est préférable de recourir aux injections sous-
cutanées de caféine, d'après la formule suivante :

> Caféine........................... 4 gr.
> Salicylate de soude............... 3 —
> Eau distillée..................... 6 —

Chaque seringue de Pravaz contient 40 centigrammes de caféine. Injecter six à huit seringues par jour;
dans les cas graves, ajouter les injections d'éther.

3° *Préparations au phosphore.* — Parmi celles-ci,
les phosphates (de 4 à 6 gr. par jour) et le phosphure
de zinc (de 2 à 3 granules par jour).

4° *Préparations à la kola.* — La kola, qui renferme
beaucoup de caféine, ne « défatigue pas seulement
les jambes » (Fonssagrives); elle défatigue encore le
cerveau. D'où l'indication de la prescrire dans tous
les états adynamiques, dans le surmenage, dans l'affaiblissement cardiaque, dans l'asthénie grippale,
dans les convalescences, dans tous les cas où l'on
veut relever les forces, et aussi pendant la médication lactée absolue, qui détermine souvent chez les

malades un certain état d'affaiblissement. Employer les formules suivantes :

$$\left.\begin{array}{l}\text{Teinture de kola}\dots\dots\dots\dots \\ \text{— \quad de coca}\dots\dots\dots\dots \end{array}\right\}\ \text{àà 30 gr.}$$

Prendre XXX gouttes le matin, à 8 heures, et à midi, dans de l'eau sucrée ou dans un peu de curaçao, ce qui en fait une préparation très agréable. Ne jamais donner, le soir, la kola qui pourrait déterminer de l'insomnie.

Si l'on veut agir plus énergiquement, employer les extraits fluides, quoique ceux-ci ne soient point admis par le Codex :

$$\left.\begin{array}{l}\text{Extrait fluide de kola}\dots\dots\dots \\ \text{— \quad de coca}\dots\dots\dots \end{array}\right\}\ \text{àà 30 gr.}$$

Prendre XXX gouttes, deux à trois fois par jour.

ASTHME.

Potain.

Asthme essentiel. — I. TRAITEMENT DE L'ACCÈS. — On peut traiter l'accès d'asthme par la voie bronchique, la voie nasale, la voie gastrique ou la voie intra-cutanée.

1° *Voie bronchique.* — L'inhalation de la fumée produite par la combustion du papier nitré, imprégné ou non de jusquiame ou de belladone, soulage beaucoup de malades. On peut aussi, dans certains cas, faire respirer de l'éther ou de l'iodure d'éthyle.

2° *Voie nasale.* — Il est indiqué de choisir la voie nasale quand il y a une irritation persistante de ce côté, et la cocaïne en badigeonnages produit alors de très bons effets, mais ce traitement n'est utile qu'en cas d'asthme d'origine nasale et, employé intempestivement, il peut exagérer l'accès.

3° *Voie gastrique.* — Les narcotiques ont été très

souvent administrés par la voie gastrique. On a recours au datura, à la jusquiame, à la lobélie, à l'aconit, à la valériane. Quelquefois, le chloral, le bromure de potassium modifient l'accès. Même les expectorants ont pu être utiles, en provoquant la sécrétion bronchique, dès le début.

La fluxion des bronches est avantageusement combattue par les ventouses, la faradisation de la peau.

4° *Voie intra-cutanée.* — Mais c'est l'injection sous-cutanée de morphine qui est le véritable traitement de l'accès d'asthme. Malheureusement quand on l'a employée une fois, il est difficile de ne pas y revenir aux accès suivants et, si ces derniers sont fréquents, le malade devient morphinomane. Aussi, ne doit-on faire l'injection de morphine qu'après l'échec des autres moyens et seulement si la crise est très intense.

II. TRAITEMENT DE LA DIATHÈSE. — Il est des plus importants.

Si on a affaire à un arthritique, on prescrira l'iodure de potassium, les alcalins, les bicarbonates de soude et de lithine. Il ne faut pas oublier que l'iodure de potassium, par la fluxion nasale qu'il provoque, amortira l'intensité des accès.

Si le malade est herpétique, l'arsenic, le soufre, les eaux de la Bourboule et du Mont-Dore sont indiqués.

On obéira aux indications bien connues que fournissent l'urémie, l'impaludisme, etc.

III. TRAITEMENT HYGIÉNIQUE. — Il est malheureusement impossible d'en tracer les règles, car il varie selon les malades.

Tel a son asthme aggravé par l'humidité, et tel autre par la sécheresse. Un asthmatique qui est soulagé par un climat donné, pendant un certain nombre d'années, n'est ensuite mieux portant que sous un climat très différent, tandis que le premier aggrave son mal.

Germain Sée.

I. **Au moment des accès.** — Prescrire une ou deux cigarettes contenant du tabac mélangé à un quart ou à un tiers de feuilles de datura stramonium. L'action de ces cigarettes paraît être due à des alcaloïdes les uns définis, comme la daturine, les autres non déterminés qui existentdans les solanées.

Remplacer le papier nitré par les inhalations de pyridine : verser X à XV gouttes sur un mouchoir qu'on applique sur la bouche ou sur les narines ; ou verser 4 à 5 grammes dans une soucoupe posée au milieu d'une petite chambre de 25 mètres cubes environ ; on placera le sujet dans un angle de la pièce ; la séance doit durer de vingt à trente minutes, et être répétée trois fois par jour.

Les vapeurs d'ammoniaque ont été employéesde la même façon.

On a même pratiqué des badigeonnages du fond de la gorge avec l'ammoniaque liquide, médication incertaine et dangereuse.

Les injections sous-cutanées de morphine peuvent aussi rendre service.

II. **Dans l'intervalle des accès.** — L'iodure de potassium, à la dose moyenne de 2 grammes, doit constituer la base fixe du traitement.

L'iode doit son action antiasthmatique à des propriétés multiples : il favorise la sécrétion des bronches, diminue leur sensibilité, atténue l'excitabilité des centres, particulièrement celle du bulbe.

L'iodothérapie (plus ou moins mitigée, s'il survenait des accidents d'iodisme) devra être continuée pendant des mois, souvent pendant un ou deux ans, avec un jour d'interruption tous les sept ou dix jours ; ces suppressions temporaires pourront être rapprochées quand le malade sera arrivé à la période d'accalmie; puis au fur et à mesure que les accès s'éloigneront, que la dyspnée s'effacera, la dose journalière sera réduite à 1 gramme, mais à une condition formelle, c'est qu'un examen rigoureux de la poitrine révèle une percussion et une auscultation normales.

Prescrire les arsenicaux et les sulfureux contre l'herpétisme, les alcalins contre la goutte.

Asthme cardiaque. — I. TRAITEMENT. — Prescrire :

Sulfate de spartéine............	0 gr. 50
Sucre de lait	5 —
Sirop simple.................	Q. S.

M. — En 50 pilules de 0 gr. 01; 5 à 10 par jour.
Faire prendre, avant le dîner, la potion suivante :

Bromure de sodium............	25 gr.
Sirop d'aconit.................	50 —
Infusion de houblon	250 —

Deux cuillerées à soupe.

II. RÉGIME. — Régime lacté exclusif (3 ou 4 litres par jour).

Jaccoud.

L'iodure de potassium est le médicament par excellence de l'*attaque*, à la dose de 1 gr. 50 à 2 grammes par jour; ne pas en ordonner d'emblée 1 gramme.

Si le malade n'est pas habitué à l'iodure de potassium, il peut se produire, dans ce cas, de l'écoulement nasal, du larmoiement, de la céphalée, de la sécheresse de la bouche, en un mot tous les phénomènes de l'iodisme.

Pour éviter ces inconvénients, commencer par la

dose de 25 centigrammes par jour et arriver à 1 gramme et à 1 gr. 50, 2 grammes, si l'asthme est invétéré.

Prescrire l'usage interne des préparations opiacées ou belladonées, suivant les formules ordinaires (5 centigr. d'extrait dans une potion), de l'eau de laurier-cerise, en potion ou sous la forme de kirsch.

Grancher.

Asthme chez les enfants. — I. DANS L'INTERVALLE DES ACCÈS. — Un gramme d'iodure de potassium modifie heureusement l'état du malade ; les crises disparaissent, la bronchite va mieux. Au bout d'un certain temps, si l'on suspend l'administration, les crises reparaissent. Revenir de nouveau à l'iodure, et cela, avant que l'état de crise ne soit constitué.

Si l'iodure ne donne rien, prescrire l'antipyrine.

II. PENDANT L'ACCÈS. — Le papier nitré, la pyridine, le nitrate d'amyle, les cigarettes belladonées rendront des services.

Dieulafoy.

I. TRAITEMENT DE L'ACCÈS. — 1° Si *l'accès commence ou va commencer* : badigeonner les fosses nasales, en remontant aussi haut que possible, avec un pinceau imbibé de la solution suivante :

Chlorhydrate de cocaïne .... 1 gr.
Eau distillée .... 20 —

ou bien pulvériser dans le nez ou dans la gorge, pendant quatre à cinq minutes, à l'aide d'un petit pulvérisateur à eau chaude, une cuillerée à bouche de cette solution, et souvent l'accès avorte.

Si ce moyen ne réussit pas, faire respirer VI à XII

gouttes de pyridine, versées sur un mouchoir, ou bien mettre près du lit du malade une assiette contenant 3 ou 5 grammes de pyridine. On peut employer simultanément la cocaïne et la pyridine.

2° Si ces deux médicaments ne réussissent pas et si *l'accès a commencé* : employer les fumigations de datura stramonium, de papier nitré, les cigarettes Espic. Faire fumer une grosse pipe en terre, dans laquelle on dispose alternativement, en plusieurs couches stratifiées, des feuilles pulvérisées de datura et du papier nitré en très petits morceaux.

3° Si *l'accès est à son apogée* : pratiquer une injection hypodermique avec la solution suivante :

> Chlorhydrate de morphine.... 10 centigr.
> Eau distillée............... 10 gr.

On commence par injecter une demi-seringue de Pravaz; si cette dose ne suffit pas, si l'attaque n'est pas calmée, un quart d'heure après, injecter une autre demi-seringue.

II. TRAITEMENT DE LA DIATHÈSE. — Le traitement de *l'asthme en tant que diathèse* est d'une efficacité absolue, à la condition d'être bien conduit; on arrive à prévenir les accès et les attaques et à les faire disparaître même pendant un temps plus ou moins long. Recourir pour cela à trois médicaments : l'iodure de potassium, la belladone et l'arsenic ; voici comment on les administre.

Pendant une quinzaine de jours, faire prendre au moins 1 gramme et même, si c'est possible, 2 grammes d'iodure de potassium par jour.

Puis pendant quinze jours également, ordonner la belladone, sous la forme suivante :

> Poudre de feuilles de bella-
> done................... ⎫ āā 20 centigr.
> Extrait de belladone ..... ⎭

pour 20 pilules; à prendre chaque matin d'abord une demi-pilule, puis une pilule.

Au bout de ces quinze jours, faire reprendre pendant une quinzaine l'iodure de potassium, et ainsi de suite pendant trois à six mois.

En même temps, donner au début de l'un des repas une cuillerée à café par jour de la solution suivante :

> Arséniate de soude........... 85 centigr.
> Eau distillée................ 80 gr.

Si le malade est atteint d'emphysème, prescrire les bains d'air comprimé; s'il est atteint de catarrhe pulmonaire, l'envoyer au Mont-Dore, à la Bourboule ou à Royat.

III. TRAITEMENT HYGIÉNIQUE. — Interdire aux malades le séjour dans les montagnes et dans les pays à altitude élevée.

Les accès d'asthme peuvent être provoqués ou réveillés par les causes les plus diverses et les plus bizarres : par les moindres odeurs, par l'odeur de framboise (tel était le cas de Cl. Bernard), par les foins, par les vapeurs d'une allumette soufrée qu'on vient d'allumer, par la poussière d'avoine, par la poudre d'ipécacuanha, etc.; tel malade, qui est pris d'asthme quand il habite telle région ou telle ville, n'en a pas quand il habite ailleurs.

Dujardin-Beaumetz.

Prescrire :

> Iodure de potassium............ $\Big\{$ ãã 15 gr.
> Teinture de lobelia............
> Eau distillée................. 250 —

Faire dissoudre. — En donner une cuillerée à café,

à dessert ou à bouche, dans un verre de bière, au commencement de chacun des principaux repas.

A. Ferrand.

Asthme cardiaque avec hypertrophie du cœur. — I. EN DEHORS DES ATTAQUES. — Chaque matin, deux cuillerées de :

```
Iodure de sodium...............  25 gr.
Infusion d'aunée ..............  300 —
```

Chaque soir, avant le dîner, deux cuillerées à bouche de :

```
Bromure de sodium.............  25 gr.
Sirop d'aconit................   50 —
Infusion de houblon...........  250 —
```

II. PENDANT LA CRISE. — 1° Mettre les mains dans un vase d'eau chaude ;

2° Faire respirer un peu d'ammoniaque ;

3° Donner par gouttes, toutes les cinq à dix minutes (V gouttes à la fois) :

```
Laudanum ......................  4 gr.
Eau de laurier-cerise .........  6 —
```

4° Faire une injection sous-cutanée de la solution suivante :

```
Sulfate d'atropine............  1 centigr.
   —    de morphine.........  20    —
Eau de laurier-cerise.........  10 gr.
```

III. EN DEHORS DES CRISES. — Faire prendre chaque jour, avant les deux repas, une cuillerée à bouche de :

```
Iodure de potassium ...........  20 gr.
Sirop de capillaire............  200 —
```

Matin et soir, donner une pilule ainsi composée :

> Extrait de stramonium .. } àà 20 centigr.
> Valérianate de zinc .....

Pour deux pilules.
Tous les deux jours, prendre :

> Sirop de nerprun................ 30 gr.
> Crème de tartre .... 20 —

Henri Huchard.

Associer les iodures alcalins avec le polygala, la lobélie et l'opium.

> Iodure de potassium .... }
> Teinture de lobélie............ } àà 10 gr.
>   —   de polygala. .... }
> Extrait d'opium.................... 0 — 10
> Eau. .... 900 —

Dose : le matin et le soir, une cuillerée véhiculée dans un quart de verre d'eau.

L'addition de l'opium augmente la tolérance pour l'iodure alcalin.

On peut utilement remplacer l'iodure de potassium par celui de sodium, dont l'usage prolongé est exempt des inconvénients bien connus des sels de potasse.

Asthme des foins. — Insuffler dans les fosses nasales, plusieurs fois par jour, la poudre suivante :

> Sulfate de quinine .... 3 gr.
> Poudre de benjoin .... 6 —

Asthme cardiaque. — Prescrire :

> Infusion de digitale (poudre) .. 15 centigr.

Edgar Hirtz.

Dyspnée des asthmatiques. — Prescrire des *cigarettes anti-asthmatiques* :

Extrait de datura................	5 gr.
Alcool à 40°....................	50 —
Feuilles de tabac...............	100 —
Iodure de potassium .... ⎫ à à 5 —
Nitrate de potasse .... ⎭	

F. s. a. — Pour cent cigarettes.

E. Barié.

Asthme chez les enfants. — Verser sur un mouchoir V gouttes de pyridine, et placer le mouchoir sur la poitrine, en l'attachant au cou.

Renouveler la quantité trois ou quatre fois par jour.

Donner, en outre, chaque jour :

Teinture de Lobelia inflata.....	8 à 15 gr.
Iodure de sodium..............	1 a 4 —

BRONCHITE.

Ch. Bouchard.

Bronchite chronique. — Créosote, terpine, iodoforme, eucalyptol, essence de térébenthine, goudron Expectorants et balsamiques.

Traitement de la cause.

Cornil et A. Chauffard.

Bronchite fétide. — Le benjoin est depuis longtemps connu comme modificateur des surfaces bronchiques et comme expectorant. A la dose de 2 grammes, la teinture a donné de très bons résultats.

Teinture de benjoin . . . .   2 gr.
Julep gommeux . . . .   120 —

par cuillerées à bouche, dans les vingt-quatre heures.

Dieulafoy.

Bronchite capillaire. — Pour combattre les quintes de toux, donner :

Sirop de morphine . . . .   ⎫
— de chloral . . . .   ⎬ āā 40 gr.
Eau de tilleul . . . .   ⎭
— de fleurs d'oranger . . . .   10 —

Une cuillerée à bouche, toutes les trois heures.

Dujardin-Beaumetz.

Bronchite aiguë. — Associer le copahu au goudron, qui évite, dans une certaine mesure, les rapports nidoreux du premier et qui complète son action ; le prescrire, à la dose quotidienne de 4 à 8 capsules renfermant chacune 50 centigrammes d'un mélange, à parties égales, de copahu et de goudron.

Bronchite chronique. — Prescrire :

Nº 1. Créosote de hêtre . . . .   3 gr.
Alcool . . . .   100 —
Vin de Bagnols . . . .   300 —
Sirop simple . . . .   100 —

Nº 2. Créosote végétale . . . .   3 gr.
Glycérine neutre . . . .   400 —

Une à deux cuillerées à bouche, matin et soir, dans un verre d'eau sucrée avec du sirop de groseilles.

Constantin Paul.

Bronchite chronique. — 1° *Forme catarrhale.* — Astringents : perchlorure de fer, ratanhia.

Eaux sulfureuses : Eaux-Bonnes, Saint-Honoré, Allevard.

Séjour dans un climat chaud.

2° *Forme congestive.* — Eaux arsenicales : Mont-Dore, la Bourboule.

Bronchite capillaire. — I. TRAITEMENT INTERNE. — Vomitifs, expectorants.

II. TRAITEMENT EXTERNE. — Révulsifs sur le thorax.

L'*emplâtre poreux* (*pore-plaster* des Anglais), encore peu répandu en France, mais absolument populaire en Amérique et en Angleterre, réussit très bien en applications externes dans la bronchite.

Appliqué sur le dos, dans ce dernier cas, chez les enfants, il donne, au bout de quelques heures, une amélioration très nette ; la respiration devient beaucoup plus libre. Jusqu'ici, cet emplâtre était uniquement fabriqué en Amérique et en Angleterre ; quelques pharmaciens français ont commencé à le préparer, mais il importe qu'on puisse le trouver partout.

L'emplâtre poreux se prépare avec la gutta-percha, dissoute dans le chloroforme ou le sulfure de carbone, additionnés d'oliban, de myrrhe et de vaseline, à la dose de 5 pour 100 à peu près. Le dissolvant chassé par un courant de vapeur, il reste une masse assez molle pour être étendue sur un calicot fin et perforé mécaniquement.

A peine suffit-il de le chauffer pour le faire adhérer ; il reste très agglutinatif et on peut le laisser en place des jours et des semaines.

Il est certain que le porc-plaster anglais donne de bons résultats, dans les cas de toux persistante, sans grands signes à l'auscultation, survenant et se prolongeant fort longtemps chez les sujets qui réagissent facilement par la toux, sous l'influence de légères variations de température.

On peut d'ailleurs en appliquer plusieurs sur le thorax.

L'emplâtre poreux agit peut-être, en produisant une sorte de légère révulsion permanente et il constitue surtout un vrai moyen de protection contre le froid, un vrai épiderme surajouté et fort épais. Les trous dont il est percé permettent à la peau de fonctionner néanmoins.

III. RÉGIME. — Toniques.

Bronchite emphysémateuse. — Prescrire l'extrait fluide de *Grindelia robusta*, à la dose de 3 ou 4 grammes par jour, par XXX gouttes à la fois, répétées à deux ou trois reprises dans la journée.

Il est préférable à la terpine, que l'on ne peut administrer à doses suffisantes, sans faire ingérer au malade, comme dissolvant, une quantité d'alcool assez notable pour n'être pas sans inconvénient.

Il a surtout une action marquée sur l'élément catarrhal.

Lancereaux.

Bronchite fétide. — Prescrire :

Hyposulfite de soude................	4 à 5 gr.
Sirop de térébenthine...........	30 —
Eau......................	90 —

à prendre par cuillerées à bouche, dans la journée.

Ferrand.

Bronchite aiguë chez l'adulte. — Boissons émollientes, chaudes, abondantes. Appliquer sur le thorax quinze à vingt ventouses sèches. Badigeonner d'iode l'espace interscapulaire, ou y appliquer un grand vésicatoire et des cataplasmes.

Donner un purgatif salin :

Sulfate de soude............	30 centigr.
Infusion de séné............	5 gr.

Entretenir la liberté des intestins, avec :

Nº 1. Podophyllin............	3 centigr.
Extrait de belladone.....	1	—

Nº 2. Poudre de rhubarbe.....	6 centigr.
— d'aloès..........	6	—
Extrait de belladone.....	1	—

M. — Pour 1 pilule. Donner 1 ou 2 pilules par jour, selon l'effet.

Bronchite inflammatoire chronique. — Prescrire :

Goudron purifié.................	1 gr.
Poudre de Dower................	1 — 50
— de benjoin...............	Q. S.

F. s. a. 20 pilules. — A prendre 1 à 4 pilules dans la journée.

Ajouter à ce traitement l'administration, deux fois par semaine, d'un léger purgatif; pratiquer, sur le dos et la poitrine, des frictions révulsives, avec la pommade ammoniacale et faire des fumigations au chlorhydrate d'ammoniaque.

Jules Simon.

Bronchite chez les enfants. — Il faut soigner avec

attention les petits rhumes, les petites bronchites, surtout chez les jeunes enfants.

Plus tard, à 2 ou 3 ans, il faut imposer le lit, *malgré les parents*. Quelques boissons chaudes, des boîtes de ouate et une potion calmante compléteront le traitement. Donner par exemple :

> Sirop de codéine . . . . 5 gr.
> Alcoolature de racines d'aconit.   V à X gouttes

dans un véhicule quelconque.

Nettoyer le nez, au moyen d'irrigations chaudes, avec un peu de salol ou d'acide borique.

Nettoyer la gorge au moyen de badigeonnages, avec du miel rosat et du borax.

Nettoyer la bouche avec de l'eau de Vichy, ou avec de la glycérine et du borax.

En même temps, on exagérera les précautions relatives à l'auto-infection : nettoyer minutieusement le linge, les tasses, les cuillers. Tenir le lit dans un grand état de propreté.

Bronchite capillaire infantile. — Prescrire :

> Nº 1. Teinture de digitale. . . . .   V à VI gouttes
> Eau-de-vie . . . .   20 gr.
> Julep gommeux. . . . .   100 —

> Nº 2. Teinture de digitale. . . . .   V à VI gouttes
> Vin de Malaga. . . . .   30 gr.
> Julep gommeux. . . . .   100 —

M. s. a. — Une cuillerée à café toutes les demi-heures. Suspendre la digitale, au bout de quatre jours.

> Nº 3. Éther sulfurique . . . . .   X à XXX gouttes
> Sirop de tolu . . . . }
> — de fleurs d'oranger } àà 20 gr.
> Eau de tilleul . . . . }
> — de mélisse . . . . } àà 60 —

M. s. a. — Par cuillerées à café.

> N° 4. Musc............... 0 gr. 10 à 0 gr. 20
> Acétate d'ammoniaque. 5 à 10 —
> Eau de cannelle.....
> Sirop d'écorces d'oran- $\rbrace$ āā 60 —
> ges amères........

F. s. a. — Une cuillerée à café toutes les heures.

Descroizilles.

Bronchite infantile. — La terpine, d'un goût bien moins désagréable que la térébenthine, sera acceptée plus facilement que cette dernière substance.

Chez les enfants de 6 à 10 ans, la prescrire à la dose de 50 à 60 centigrammes par jour ; il n'y a ni répugnance ni perturbation gastro-intestinale.

L'employer sous forme d'élixir, de vin, de pastilles ou de pâte.

H. Rendu.

Au début, quand il n'y a pas d'asthénie, on peut, avec un ipéca sans tartre stibié, provoquer utilement une perturbation générale.

Les révulsifs, les ventouses sèches et scarifiées, pourront être indiqués, mais il faut se méfier des vésicatoires.

Henri Huchard.

Bronchite chronique. — Prescrire :

> Créosote de hêtre................. 5 gr.
> Iodoforme...................... 5 —
> Benjoin........................ 5 —
> Tolu.......................... 5 —

Pour 100 pilules. — Prendre 4 pilules par jour, une heure avant ou deux heures après le repas.

H. Barth.

Bronchite putride avec foyers gangreneux. — Pratiquer, plusieurs fois par jour, des inhalations d'acide phénique, à l'aide d'un flacon à deux tubulures.

Combattre la fièvre et soutenir les forces du malade, au moyen de l'alcool à hautes doses. Renouveler l'air de la chambre aussi souvent que possible.

Marfan.

Bronchite infantile aiguë. — Tout enfant atteint de bronchite doit garder la chambre, et vivre dans une atmosphère chaude (16° à 18°).

Forme légère. — Une potion avec V à VIII gouttes de teinture de belladone ou d'aconit, des frictions sur le thorax avec le liniment térébenthiné du Codex constituent des moyens suffisants.

Forme grave. — Au début, on administrera soit du sulfate de quinine, soit de l'antipyrine. Chez les très jeunes enfants, ces remèdes peuvent être administrés en lavement, ou en pommade (frictions dans les aisselles avec une pommade au chlorhydrate de quinine). Puis on usera des révulsifs ; les cataplasmes sinapisés alterneront avec les frictions au liniment térébenthiné. Si cela est nécessaire, on mettra en œuvre la médication expectorante : ipéca, kermès, acétate ou benzoate d'ammoniaque.

Quand les enfants ont dépassé l'âge de 5 ans, on pourra, si cela est nécessaire, administrer les stupéfiants à faibles doses.

Bronchite capillaire. — La caféine, en injections sous-cutanées, à la dose de 5 centigrammes donnés en plusieurs fois en vingt-quatre heures, chez un enfant d'un an, rend de grands services.

J. Comby.

Bronchite chronique des enfants. — I. Traitement. — Attaquer d'abord la bronchite, à l'aide de vomitifs et de révulsifs.

II. Régime. — Modifier l'état général, à l'aide d'une bonne hygiène, d'un régime tonique et reconstituant, et surtout de l'huile de foie de morue, qu'on prescrira à doses massives.

Le Gendre.

Bronchite catarrhale. — Prescrire :

 N° 1. Terpine.................... } āā 4 gr.
    Baume de Tolu........... }

F. s. a. — 40 pilules. — De 6 à 8 par jour.

 N° 2. Sirop de térébenthine....... 20 gr.
   — de Tolu............. 80 —

Quatre cuillerées à soupe par jour, dans une tasse de tisane de bourgeons de sapin.

Bronchite chronique infantile. — I. Traitement. — 1° On doit s'efforcer de modifier la nature et l'abondance des sécrétions.

Trop visqueuses, elles sont difficilement expulsées, malgré la toux la plus violente ; trop toxiques par les fermentations qui s'y développent lorsqu'elles séjournent dans les bronches, elles nuisent à la santé de l'enfant par la résorption. On doit donc les fluidifier, les désinfecter.

Les substances les plus convenables sont les balsamiques. Parmi ces substances, la plupart sont antiseptiques à des degrés divers : acide benzoïque et benzoates, térébenthine et ses dérivés (terpine et terpinol), copahu, cubèbe. Il y a les antiseptiques vrais comme l'eucalyptus, et surtout la créosote et ses dérivés, le goudron. Puis les sulfureux, sulfites et hyposulfites. Les balsamiques ont encore la propriété de diminuer la quantité de la sécrétion.

2° On doit se préoccuper de favoriser l'issue des crachats, tant qu'on n'en a pas tari la source.

Les expectorants trouvent là leur indication : c'est ainsi qu'agissent les préparations d'ipéca, d'antimoine, de chlorhydrate d'ammoniaque. Mais leur emploi suppose un assez bon état des voies digestives.

3° Il convient de maintenir la toux dans les limites raisonnables de force et de fréquence. C'est un phénomène, à coup sûr, indispensable et salutaire, mais quand il n'est pas excessif. Les opiacés, la belladone, les préparations cyanhydriques sont la base de cette médication de la toux.

Les autres indications résident dans la révulsion modérée, mais fréquente, sur le thorax ; dans l'entretien de la bonne contractilité cardiaque et de la contractilité vasculaire et bronchique (ergotine, digitale, etc.) ; dans les soins à donner à l'alimentation et à la digestion.

II. Prophylaxie. — S'efforcer de rétablir la perméabilité des fosses nasales par des lavages appropriés à l'eau boriquée saturée, par des cautérisations avec le galvanocautère.

C'est dans la persistance d'un agent infectieux au fond des bronches dilatées que trouve son explication la reviviscence périodique de la bronchite chez des sujets ayant eu de la bronchectasie, à la suite d'une coqueluche prolongée, d'une broncho-pneumonie de longue durée. On soumettra dès lors le malade à une antisepsie aussi complète que possible, par les divers moyens dont nous disposons, même dans l'intervalle des poussées bronchitiques (inhalations d'air comprimé, chargé de vapeurs antiseptiques d'eucalyptol, de gaïacol).

Veiller à l'habillement de l'enfant; lui faire porter constamment de la flanelle sur la peau; surveiller les heures de sortie et les jeux.

Bronchite des albuminuriques. — Prescrire le régime lacté et les drastiques.

BRONCHO-PNEUMONIE.

Jules Simon.

I. PROPHYLAXIE. — La broncho-pneumonie est presque toujours secondaire; elle apparaît chez des enfants déjà affaiblis par des affections antérieures ou contemporaines : rougeole, coqueluche, grippe, diphtérie, fièvre typhoïde, bronchites simples, parfois même emphysème. Elle peut succéder encore à une laryngite, à une pharyngite, à un coryza, bref, à une affection du vestibule des voies respiratoires.

Comme mesures prophylactiques, recommander le séjour à la chambre, durant deux mois l'hiver, ou un mois l'été, après la coqueluche, la rougeole et la diphtérie ; pendant les huit jours de la période inflammatoire, on tient les enfants au lit; pendant les trois semaines suivantes, on leur permet seulement d'aller dans les différentes pièces de l'appartement, à la condition qu'il y règne une température uniforme.

La coqueluche, la rougeole et la diphtérie préparent le terrain à l'ensemencement des microbes: pneumocoques, streptocoques, staphylocoques; hôtes habituels des voies respiratoires supérieures.

On préviendra donc et on combattra soigneusement les petits rhumes, les coryzas, les pharyngites et les bronchites, même les plus légères. D'après une opinion populaire, l'état maladif de certains enfants viendrait de ce qu'ils ne se mouchent jamais.

On pratiquera l'antisepsie des fosses nasales par les irrigations chaudes, avec de l'eau salolée ou boriquée ; celle du pharynx et de la bouche par des badigeonnages avec la glycérine boriquée, avec des collutoires de miel rosat et de borax, et des irrigations buccales à l'eau de Vichy.

En même temps, prendre des précautions antiseptiques contre l'auto-infection, par la stérilisation des linges, souillés ou non, des tasses, des cuillers, des assiettes et des objets divers, à l'usage du malade. Enfin, tenir le lit et la chambre avec une propreté scrupuleuse ; entretenir avec une propreté extrême la peau et le linge. Éloigner aussi les autres enfants et éviter qu'ils se servent des mêmes objets que le petit malade.

II. Traitement. — Il y a deux périodes à envisager.

Au moment de l'invasion, on a à combattre les troubles circulatoires, l'élévation de température, l'agitation plus ou moins grande. Sitôt que l'on soupçonne un enfant d'être atteint de broncho-pneumonie, il faut immédiatement le faire mettre au lit, lui envelopper les membres inférieurs de ouate et de taffetas gommé, et maintenir le tout au moyen d'un grand bas ; matin et soir, il faudra changer la ouate, en ayant soin d'opérer rapidement, pour éviter un choc en retour qui pourrait être dangereux.

Placer, en avant et en arrière de la poitrine, de larges cataplasmes sinapisés, puis faire prendre d'heure en heure une cuillerée à bouche de la potion suivante :

Julep gommeux..............   100 gr.
Alcoolature de racine d'aconit..   XV gouttes

Acétate d'ammoniaque........   1 gr.
Sirop de codéine (suivant l'âge).   5 à 15 —

Si le calme survient, on espacera progressivement les doses; dans le cas contraire, on pourra les rapprocher.

Si la poussée congestive devient menaçante, donner un bain d'eau tiède à 35°, sinapisé, de quatre à cinq minutes de durée, en le refroidissant peu à peu de quelques degrés, dans les cas où les enfants présentent une agitation extrême qui ne cède pas à d'autres moyens; ne le donner froid que dans des cas exceptionnels; l'enfant devra être maintenu roulé pendant une heure dans une couverture sèche. Le bain pourra être répété plusieurs fois.

S'il y a des poussées congestives intenses, avec tendance à l'asphyxie, appliquer des ventouses sèches, et même des ventouses scarifiées.

Quand on se trouve au début d'une broncho-pneumonie, on est souvent tenté d'administrer un vomitif; si au préalable l'enfant avait de la bronchite des grosses bronches, si la toux, dans les jours précédents, était devenue plus grasse, donner un vomitif, *mais un seul*; un second vomitif purgerait et affaiblirait le malade. Dans ces conditions, en effet, le bulbe, irrigué par un sang qui n'a subi qu'une hématose incomplète, reste insensible à l'action de l'émétine, les vomissements ne se produisent plus et on n'obtient qu'une déperdition des forces. Il est des circonstances où le vomitif n'est pas nuisible, mais, si j'avais une indication générale à formuler à cet égard, je dirais volontiers : N'en donnez pas.

Une fois la broncho-pneumonie déclarée, prescrire la médication révulsive; faire une révulsion active sur la peau et pousser cette révulsion jusqu'au vésicatoire. Certains médecins se sont élevés contre l'application des vésicatoires aux enfants; mais, en prenant quelques précautions, il est facile d'éviter les inconvénients inhérents à ces révulsifs, et, d'autre part, on en retire un tel bénéfice qu'il ne faut pas hésiter à y avoir recours.

Un enfant agité, oppressé, qui n'aura pas dormi depuis plusieurs jours, aura une nuit tranquille, si on applique un vésicatoire.

Ne prescrire que des vésicatoires de 3 à 4 centimètres, qu'on laissera en place pendant trois heures, seulement; on complète l'action par un cataplasme de fécule et on panse avec un peu de vaseline boriquée et une forte couche de ouate.

On ne se bornera pas à appliquer un seul vésicatoire; la méthode révulsive consiste à agir coup sur coup, chaque fois qu'il se produit des points congestifs; on pourra mettre ainsi cinq, six, jusqu'à dix vésicatoires successivement.

On devra veiller en même temps à ce que les malades soient dans de bonnes conditions hygiéniques; maintenir dans la chambre une température constante, environ 28°; entretenir une certaine humidité dans l'air, en ayant de l'eau bouillante dans la pièce où est le malade. La chambre doit être bien aérée et non encombrée.

Lorsque l'enfant est tout petit, il doit être presque constamment tenu sur les bras; s'il est plus grand, il sera presque assis dans son lit; on évite ainsi les phénomènes de congestion passive, et ce seul fait peut amener une amélioration de la dyspnée.

Telle est la base de la médication; mais, à côté de cela, on peut avoir à remplir des indications particulières qui varieront suivant les cas.

Sous l'influence de la stase veineuse, le cœur se distend, il y a des troubles du côté de la veine-porte: le pneumogastrique et les nerfs de l'intestin sont troublés dans leur fonctionnement, le ventre se ballonne, il y a, ou de la constipation ou de la diarrhée; pour assurer le rétablissement des fonctions digestives, il faudra avoir recours à de légers laxatifs, un peu de magnésie, 2 à 3 grammes de séné dans du lait bouillant, ou bien l'eau de chaux et des frictions sur le ventre avec l'huile de camomille camphrée.

Si les symptômes nerveux prédominent, s'il y a de l'agitation ou du délire, prescrire un peu de café, du champagne mélangé d'eau, ou des grogs. L'alcool peut être donné sous forme d'eau-de-vie, à la dose de 20 à 30 grammes, chez les enfants âgés de plus de 2 ans, dose à laquelle on peut ajouter 5 à 10 grammes de sirop d'éther en cas d'agitation, ou 50 centigrammes d'acétate d'ammoniaque, en cas de dépression.

Enfin, administrer le lavement suivant, qu'il ne faudra pas craindre de répéter :

Hydrate de chloral.......	50 centigr à 1 gr.
Eau.	60 —
Teinture de musc.	XX gouttes
— de valériane...........	XV —

Proscrire absolument trois médicaments : le bromure et l'opium qui sont trop déprimants et surtout les vomitifs. Si, en effet, l'enfant ne vomit pas, l'effet manqué est remplacé par une diarrhée profuse qui épuise le malade. Le kermès a les mêmes inconvénients que l'ipéca et doit aussi être proscrit.

Il est un médicament qui rendra parfois de réels services, c'est le sulfate de quinine ; sédatif du système nerveux, modérateur du cœur et régulateur de la circulation périphérique, il est, en même temps, tonique et antithermique; on pourra l'employer à des doses variant entre 3, 10 ou 15 centigrammes. Le meilleur moyen pour le faire prendre aux enfants consiste à l'administrer en potion avec de la glycérine, du sirop tartrique et un peu d'eau de Rabel.

On peut aussi employer le chlorhydrate de quinine, à la dose de 20 à 30 centigrammes en suppositoires, jusqu'à l'âge de 4 ans ; cette dose doit être répétée deux fois par jour, chez les enfants plus âgés.

Si l'on est appelé auprès de malades affaiblis par le kermès, l'oxyde blanc d'antimoine, l'ipéca, médications parfois encore employées et contre lesquelles on ne saurait trop s'élever, il faudra donner l'alcool à hautes doses. Prescrire 30 grammes de vin de Malaga pour un enfant de 5 à 6 mois, 50 à 60 grammes d'eau-de-vie à partir de 2 ans ; donner du champagne, des grogs et on obtiendra des résultats merveilleux.

Il est utile de surveiller attentivement la sécrétion urinaire, parce que sa suppression peut être la principale cause de la dyspnée ; dans cette occurrence, il faut avoir recours à la digitale ; ne donner ni sirop, ni teinture, mais 15 centigrammes de poudre de feuilles en infusion, en trois fois dans les vingt-quatre heures ; en même temps, mettre des cataplasmes sur les reins et même quelques ventouses sèches : on verra alors les contractions cardiaques reprendre un rythme plus régulier et la sécrétion urinaire reparaître. Toutefois le traitement par la digitale ne doit pas être poursuivi plus de deux jours.

III. RÉGIME. — Ne pas négliger l'alimentation avec le lait, les bouillons, les tisanes diurétiques.

IV. TRAITEMENT DE LA CONVALESCENCE. — La broncho-pneumonie est une maladie dont la durée est toujours longue ; pendant vingt jours, un mois, on aura à lutter contre de petites poussées successives ; enfin le malade guérira ; dès que la fièvre aura disparu, on lui permettra de se lever ; néanmoins le rôle du médecin ne sera pas encore terminé. Il lui restera à combattre un emphysème parfois très étendu, de l'atélectasie, de la congestion pulmonaire, de l'adénopathie, troubles consécutifs contre lesquels il faudra instituer un traitement approprié et de longue haleine, afin d'éviter le retour d'accidents plus ou moins graves qui pourraient compromettre les résultats obtenus par une thérapeutique attentive et raisonnée.

Legroux.

Broncho-pneumonie post-trachéotomique chez les diphtériques. — L'administration de la créosote diminue la fréquence de la broncho-pneumonie qui survient si souvent, après la trachéotomie, chez les enfants atteints de croup

On administre la créosote à l'intérieur sous la forme que voici :

    Glycérine...................... 500 gr.
    Rhum .... 100 —
    Créosote de hêtre pure..........   10 —

Mêlez. — A prendre : 2 à 4 cuillerées à bouche par jour, suivant l'âge de l'enfant.

Il est bon de commencer le traitement dès que l'on soupçonne l'extension de la diphtérie au larynx. Plus le malade aura pris de créosote avant l'opération, plus il aura de chances de résister à l'infection de la muqueuse broncho-pulmonaire.

Lorsque la trachéotomie aura été pratiquée, on placera devant l'orifice de la canule, tout en continuant l'usage interne de la créosote, une mince couche de ouate imbibée de la solution suivante :

    Glycérine.....................   20 gr.
    Alcool........................   10 —
    Créosote ....   1 —

Mêlez. — Usage externe.

Ce traitement donne des résultats assez satisfaisants, en ce qui concerne la prévention de la broncho-pneumonie post-opératoire, mais il ne paraît pas, malheureusement, avoir d'efficacité dans les cas où la broncho-pneumonie survient avant l'opération.

Sevestre.

Broncho-pneumonie infectieuse. — I. PROPHYLAXIE. — Isoler le malade des autres enfants, la broncho-pneumonie d'origine intestinale étant une affection infectieuse microbienne.

Les objets de literie, le linge ayant servi à un enfant atteint de broncho-pneumonie devront être désinfectés avec soin. L'air des salles d'hôpital contenant des microbes, il serait bon de mettre les malades dans de petites salles; c'est une façon de rendre les contaminations moins fréquentes et, mieux encore, de faciliter la désinfection des salles.

II. TRAITEMENT LOCAL. — On combattra les phénomènes pulmonaires, à l'aide de ventouses sèches, ou même de ventouses scarifiées, suivant l'intensité des symptômes. On se trouvera bien également de cataplasmes sinapisés, appliqués plusieurs fois dans la journée. Les vésicatoires donnent aussi de bons résultats, mais leur application devra être surveillée avec soin.

III. TRAITEMENT GÉNÉRAL. — Si l'état s'aggrave, si la dyspnée augmente, on pratiquera par jour deux ou trois injections d'éther ou de caféine. Le cœur est en général atteint, et on retirera de grands bénéfices des injections de caféine, dont la dose variera suivant l'âge de l'enfant.

Les toniques doivent être donnés largement sous forme de potion de Todd, de vin de Banyuls, etc.

Les frictions sèches, les frictions alcooliques, l'enveloppement dans la ouate devront être employés, s'il survient des phénomènes d'algidité.

IV. TRAITEMENT ANTISEPTIQUE. — Le traitement principal est la médication antiseptique, qui s'adresse à la nature même de la maladie.

L'acide lactique, qui donne de si bons résultats dans le cas de diarrhée verte bacillaire, est ici bien moins efficace; aussi n'est-il employé que très rarement.

Au début de la maladie, on se trouvera bien d'administrer le calomel à dose purgative. Cette médication a l'avantage de faire l'antisepsie intestinale et de décongestionner les poumons. On ne craindra pas de l'administrer aux enfants, même à doses assez élevées :

```
De 1 à 6 mois................  5 centigr.
De 6 mois à 1 an.........  5 à 10    —
De 1 an à 18 mois......  10 à 15    —
De 18 mois à 2 ans......  15 à 20    —
```

A partir de 2 ans, on peut augmenter de 5 centigrammes par année.

Les jours suivants, on donnera le bétol, qui présente sur le naphtol β l'avantage d'être moins désagréable au goût, et d'être plus facilement supporté. On le prescrira à la dose de 1 gramme ou 1 gr. 50, dans une potion gommeuse à prendre en trois fois dans la journée.

On peut remplacer le bétol, qui n'est pas toujours un produit très fixe, par le benzonaphtol de Yvon et Berlioz, qui présente sur les autres produits des avantages incontestés.

Le benzonaphtol sera donné dans une potion ainsi formulée :

```
Benzonaphtol...........  1 gr. à 1 gr. 50
Julep gommeux..............  60 —
```

Mêlez. — A prendre en trois fois dans la journée.

Agiter le flacon avant de s'en servir.

V. ALIMENTATION. — L'alimentation devra être surveillée d'une façon toute spéciale. Le lait, qui sera la seule nourriture du malade, ne doit pas, en effet, être seulement un aliment, mais encore un médicament. Nous ne parlons pas des enfants nourris au sein, car c'est l'exception.

L'enfant sera donc nourri au biberon. Les tétées seront régulièrement espacées, et la quantité de lait proportionnée à l'âge et aux besoins de l'enfant.

Le lait devra être préalablement bouilli : mais nous croyons préférable de recommander le lait stérilisé, pourvu que la bouteille ne soit débouchée qu'au moment exact de s'en servir, et qu'il ne séjourne pas trop longtemps dans le biberon. Car, ainsi que l'a démontré Lesage, après une heure de séjour dans le biberon, dans une salle où existent des entérites infectieuses, le lait est devenu une culture pure du *Bacterium coli*, doué de propriétés virulentes. Le goût de bouilli que présente le lait stérilisé ne répugne nullement à l'enfant.

Broncho-pneumonie secondaire. — Dans la broncho-pneumonie secondaire (quelle que soit d'ailleurs la maladie dans le cours de laquelle celle-ci se développe), la médication par les bains froids donne des résultats immédiats très encourageants ; mais les résultats définitifs ne sont pas toujours aussi favorables, ce qui n'a rien de surprenant, étant donné le pronostic ordinaire de la broncho-pneumonie secondaire.

Néanmoins cette méthode de traitement a donné quelques résultats inespérés.

Broncho-pneumonie compliquant la rougeole. — 1° Proscrire tout ce qui peut affaiblir le malade; point de vomitifs.

2° Stimulation par les injections sous-cutanées d'éther et de caféine.

3° Bains tièdes de 32 à 34°, ou froids au besoin.

4° Comme révulsifs : bains sinapisés, ventouses sèches, vésicatoires, mais exceptionnellement et avec les précautions de la plus sévère antisepsie.

5° Comme expectorants, associer le kermès au benzoate de soude :

Kermès..............	5 centigr.
Benzoate de soude....	50 centigr. à 1 gr.
Eau de laurier-cerise..	3 —
Julep gommeux.......	100 —

F. s. a. — Une cuillerée à café toutes les deux heures.

H. Rendu.

Dans les fortes broncho-pneumonies, employer le drap mouillé que l'on peut appliquer deux ou trois fois par jour. On obtient ainsi une stimulation générale, une soustraction de calorique et une réaction avec transpiration et diurèse.

La température s'abaisse et il n'y a pas de danger d'intoxication comme dans l'antipyrine.

Les injections d'éther et de caféine sont ce qu'il y a de mieux à faire contre le collapsus bulbaire.

Hutinel.

Broncho-pneumonie catarrhale ou grippale. — I. TRAITEMENT PAR LES BAINS FROIDS. — 1° *Indications.* — Les bains froids nous semblent utiles, surtout dans les cas où les phénomènes généraux sont très marqués, où ils dépassent en importance et en gravité les phénomènes locaux, comme cela a lieu par exemple dans le catarrhe suffocant et dans les broncho-pneumonies avec accidents nerveux prédominants. Quand la température atteint 41°, le bain froid est toujours indiqué, parce que l'hyperthermie est par elle-même un danger. Quand, avec des lésions locales de moyenne étendue, la température et les réactions sont excessives, l'indication est encore formelle.

Quand les lésions locales sont très étendues et la fièvre intense, les bains froids peuvent soutenir les malades, les prolonger, leur faire attendre la défervescence; mais en général, ils n'amènent pas la guérison.

Cette médication s'applique surtout aux formes infectieuses, combat l'hyperthermie, calme et soutient le système nerveux, prévient les congestions et active la sécrétion urinaire.

L'âge n'est pas une contre-indication. Les bains froids donnent, en effet, des résultats merveilleux chez les petits enfants, parce que chez eux les phénomènes généraux prédominent souvent et ne sont pas toujours en rapport avec les lésions locales.

2° *Contre-indications.* — Quand il y a de très grosses lésions locales avec peu de réaction, le bain est contre-indiqué.

Il l'est aussi, quand le fonctionnement du cœur se fait mal, ce qui d'ailleurs est exceptionnel chez l'enfant, ou bien quand l'adynamie est profonde.

3° *Technique.* — Voici la façon dont il faut donner le bain froid dans la majorité des cas. L'eau doit être à 28° pour le premier bain, dont la durée est de cinq à dix minutes. Il faut retirer l'enfant, dès qu'il frissonne. Les autres bains peuvent être pris à 24° et au-dessous jusqu'à 18°; il n'est pas nécessaire de choisir une température plus basse.

On place l'enfant tout nu dans le bain et on l'y maintient.

On verse peu à peu de l'eau froide dans la baignoire si la température ne s'abaisse pas suffisamment, et on fait des affusions froides sur la tête de l'enfant. Au bout de cinq, six, huit ou dix minutes, on retire le petit malade, on l'enveloppe dans une couverture de laine et on lui fait prendre un grog. Une heure après le bain, on applique de nouveau le thermomètre. Si la température n'est pas à 39°, on attend ; mais il faut reprendre la température toutes les deux heures, et plonger l'enfant dans l'eau froide, dès que la température dépasse 39°, à moins qu'il ne soit calme et non dyspnéique.

Les bains doivent être donnés tant que dure l'hyperthermie ; on peut en prescrire jusqu'à sept le premier jour. Dans les cas favorables, le nombre va en diminuant rapidement les jours suivants.

Comme adjuvants, conseiller les grogs, la quinine qui soutient le cœur au lieu de le déprimer, la caféine et l'éther en injections, s'il y a des tendances au collapsus ou à la syncope.

II. RÉGIME. — Il faut alimenter les enfants avec du lait coupé, du bouillon, des boissons aussi abondantes que possible, afin d'augmenter la sécrétion urinaire, du café, et surtout des grogs au cognac. Un enfant de 1 an peut prendre de 15 à 30 grammes d'alcool par jour ; chez un enfant de 13 ans, on peut aller jusqu'à 60 grammes.

L'alcool aura l'avantage d'activer la réaction favorable qui se produit après le bain. Quand celle-ci ne se manifeste pas, c'est en général parce que le bain a été trop long ; il faut diminuer la durée des bains suivants.

Broncho-pneumonie secondaire. — Les bains froids ne sont pas seulement indiqués dans les broncho-pneumonies catarrhales ou grippales, mais encore dans celles qui se montrent au cours de la rougeole ou de la coqueluche. Le pronostic, dans ces derniers cas, est toujours plus grave.

Il est presque fatal, quoi qu'on fasse, quand l'inflammation pulmonaire est consécutive à la diphtérie.

Marfan.

I. TRAITEMENT CURATIF. — Le danger consiste :

1° Dans l'*asphyxie* ;

· 2° Dans la *défaillance du cœur* ; le danger est dû à l'obstacle pulmonaire ;

3° Dans l'*intoxication générale*.

1° *Combattre l'asphyxie.* — On emploiera la médication expectorante et la médication révulsive.

a) *Médication expectorante.* — Avec l'aide des vomitifs, on réalise la première médication. En France, sitôt que le médecin soupçonne une broncho-pneumonie, il ordonne un vomitif.

Il faut donner le vomitif, mais n'en donner qu'un. Si l'enfant est en bas âge, moins de 2 ans, on lui donne :

Sirop d'ipéca.....................	30 gr.
Poudre d'ipéca...................	0 — 30

à donner en deux fois, à dix minutes d'intervalle. On ne donnera la seconde moitié qu'autant que l'enfant n'aura pas vomi.

Au-dessous d'un an, chez les cachectiques, on ordonne l'acétate d'ammoniaque et le benzoate de soude comme expectorant.

Il existe pourtant deux contre-indications absolues aux vomitifs : le jeune âge et l'état cachectique de l'enfant. Quand on fait vomir un enfant âgé de moins d'un an ou cachectique, on le voit souvent mourir après les premiers vomissements.

b) *Médication révulsive.* — La médication révulsive se présente sous deux formes :

On peut la faire légère, étendue, souvent renouvelée : ventouses sèches ou cataplasmes sinapisés, frictions avec un tampon de ouate hydrophile trempé dans l'essence de térébenthine.

On emploiera une révulsion plus limitée et plus profonde, le vésicatoire, dans le seul cas d'un foyer local qui s'éternise à une portion limitée de la poitrine. On ne le laissera que deux heures, et on achèvera l'action au moyen de cataplasmes de fécule de pomme de terre.

2° *Surveiller la défaillance du cœur et l'adynamie nerveuse.* — Employer de l'huile camphrée au 1/10°. On fait aux enfants une injection d'un quart de seringue de Pravaz (0 gr. 25), le matin et autant le soir. On cesse si le cœur se relève. Le camphre a également une propriété expectorante. Il semble que le camphre ait une action tonique particulière sur les vaisseaux des bronches et l'arbre respiratoire.

Mais souvent le camphre n'a qu'une action très médiocre sur le cœur, il faut ajouter un peu de digitale. Il sera donné lorsque le pouls devient très faible et que le cœur défaille.

Les injections d'éther, chez l'enfant, n'ont pas paru produire la même action.

On a injecté aussi de l'éther camphré, mais ces injections sont très douloureuses.

La médication par l'alcool semble souvent déprimer. Il faut en tout cas le donner à petites doses, 5 à 10 grammes.

3° *Combattre l'intoxication générale.* —On donnera le bain froid.

Le bain froid n'est utile, n'est salutaire, n'est efficace que lorsque, avec une intoxication générale, profonde, il y a des lésions locales peu accusées. On donnera le premier bain à la température de 24°. Après avoir donné une série de bains à cette température, on pourra descendre, mais jamais au-dessous de 18°.

La durée du bain est de cinq à dix minutes. Mais il faut surveiller l'enfant et le retirer dès qu'il frissonne. On lui fera des affusions froides sur la tête.

On établira la réaction, en le mettant ensuite dans une couverture de laine.

Quelquefois, dans le bain froid, on voit survenir de l'apnée. Il faut alors pratiquer la respiration artificielle et exercer des tractions sur la langue, suivant le procédé de M. Laborde (1).

Quand on a donné un bain froid, on prend la température; celle-ci a baissé de 1 à 3°. On la reprend quelques heures après et on ne donne de bain froid que si la température dépasse 39°.

Voici comment on peut résumer ces indications, en supposant un enfant atteint de broncho-pneumonie à forme vulgaire.

Prescrire une potion expectorante et stimulante :

Julep gommeux	} àà 60 gr.
Sirop de Tolu.	
Cognac (suivant l'âge)	5 à 10 —
Acétate d'ammoniaque. . . .	} àà 1 — 50
Benzoate de soude	

Une cuillerée à dessert toutes les heures ou toutes les deux heures, suivant l'âge.

Administrer une macération de 10 centigrammes de poudre de digitale, à prendre par cuillerée à bouche dans la journée.

Pratiquer une injection d'huile camphrée au 1/10°, un quart de seringue le matin et autant le soir, et des onctions d'essence de térébenthine sur la poitrine.

De plus, prendre des précautions pour les lésions du nez et de la bouche, qui existent généralement. Il faut toujours en faire l'antisepsie, car on ne sait pas si des colonies microbiennes n'en partiront pas pour infecter de nouveau l'économie.

II. TRAITEMENT PRÉVENTIF. — On peut, dans une très large mesure, prévenir la broncho-pneumonie en réalisant l'antisepsie du nez et de la bouche. On met trois ou quatre fois par jour dans le nez de l'enfant :

(1) Voyez, page 36, article *Asphyxie* par Laborde.

    Vaseline. . . . . 25 gr.
    Acide borique. . . . . 5 —
    Menthol . . . . 0 gr. 05 à 0 — 10

Quelquefois cette pommade ne suffit pas à enrayer les lésions des fosses nasales ; on emploiera alors la pommade suivante :

    Vaseline . . . . 30 gr.
    Acide phénique . . . . 30 centigr.

Mais il faut se souvenir que l'enfant est très susceptible à l'acide phénique ; on ne doit donc l'employer qu'avec précaution.

On peut aussi utiliser l'huile au menthol :

    Huile d'olives . . . . 30 gr.
    Menthol . . . . 1 —

On imprègne de cette huile de petits tampons de ouate hydrophile, qu'on laisse trois à quatre heures dans le nez.

Pour faire l'antisepsie de la bouche, on emploie la solution suivante :

    Eau distillée . . . . 450 gr.
    Glycérine. . . . . 50 —
    Acide phénique neigeux (seul moyen
        de l'avoir pur) . . . . 1 —
    Thymol iodé . . . . 30 —

Quelquefois, quand il existe des ulcérations ou des exsudats diphtéroïdes des lèvres, on se servira d'une solution de nitrate d'argent au 1/20⁺. On fera un attouchement une fois par jour.

CANCER DU POUMON.

E. Barié.

Appliquer fréquemment sur le thorax de larges

cataplasmes sinapisés, suivis d'onctions calmantes de laudanum, d'huile de jusquiame ou de liniments chloroformés.

Dès que ces moyens deviennent insuffisants, leur substituer des pulvérisations au chlorure de méthyle, de petits vésicatoires volants, que l'on pansera au cérat opiacé, des injections sous-cutanées de chlorhydrate de morphine.

Si la dyspnée est provoquée par un épanchement pleural abondant, pratiquer la ponction, sans vider entièrement la plèvre. Dans le cas où l'épanchement se reproduit, recourir à de petites ponctions répétées, pratiquées à des intervalles aussi éloignés que possible et en se bornant à évacuer seulement le trop plein de la plèvre.

Afin de soutenir les forces et d'exciter l'appétit, prescrire les amers, les préparations phosphatées, ou à base de quinquina, une alimentation substantielle et l'usage de l'alcool à petites doses fractionnées.

CATARRHE BRONCHIQUE.

Le Gendre.

Catarrhe bronchique chez les arthritiques. — Organiser l'hygiène de l'arthritisme; régulariser la circulation cutanée, en l'activant par les frictions sèches et alcooliques, térébenthinées; améliorer le plus possible le mouvement nutritif par les alcalins, par une alimentation appropriée.

Catarrhe bronchique chez les lymphatiques. — Utiliser en première ligne les iodiques, le tannin. Élever aussi, par les frictions, le taux de la nutrition ralentie.

CONGESTION PULMONAIRE.

Cadet de Gassicourt.

Congestion et œdème du poumon chez les enfants. — L'ipéca fera tous les frais du traitement : la dose sera de 30 centigrammes à 1 gramme de poudre, suivant l'âge de l'enfant, unie à 20 ou 30 grammes de sirop d'ipécacuanha ; donner la potion par cuiller à café, toutes les cinq minutes, jusqu'à effet vomitif.

On pourra y ajouter des ventouses sèches ou même scarifiées, si la douleur est vive et si l'enfant est déjà un peu âgé.

H. Rendu.

Congestion pulmonaire chez les enfants. — Ne pas redouter l'emploi des ventouses scarifiées et des sangsues. Ne pas employer trop tôt les vésicatoires.

Si l'enfant a 2 ou 3 ans, prescrire :

    Tartre stibié. . . . .   2 à 3 centigr.
    Sirop diacode. . . . .   15 gr.

Si l'enfant a 10 ou 12 ans, prescrire, par doses fractionnées :

    Tartre stibié . . . .   5 à 8 centigr.
    Extrait d'opium. . . . .   15 gr.

Dreyfus-Brisac.

Le traitement de la congestion pulmonaire comporte des *indications générales* et des *indications particulières*, selon les différents cas.

II. NDICATIONS GÉNÉRALES. — Il faut d'abord maintenir toujours les malades au lit, tant qu'il y a un mouvement fébrile, et les garder à la chambre, la fièvre étant éteinte, tant qu'il y aura des phénomènes pulmonaires, surtout chez les vieillards.

II. INDICATIONS PARTICULIÈRES. — A la période congestive, comme dans tout état hyperémique, on donnera du sulfate de quinine, à la dose de 1 gr. 50 en trois fois, si la fièvre est vive; par prises de 10 à 15 centigrammes, toutes les trois heures, si la fièvre est peu élevée; ensuite, on appliquera des révulsifs sur la poitrine : ventouses sèches ou scarifiées, sinapismes, cataplasmes sinapisés.

Si la tendance congestive est généralisée, le faciès vultueux, les pommettes colorées, le pouls plein, on emploiera l'infusion de poudre de feuilles de digitale, à la dose de 30 centigrammes, ou la teinture de digitale, à la dose de XX à XXX gouttes.

Dans les mêmes cas, mais avec dyspnée accusée et expectoration difficile, l'emploi du tartre stibié à dose nauséeuse, 20 à 30 centigrammes, est indiqué, c'est la médication dite contro-stimulante de Rasori. Si la congestion pulmonaire s'accompagne d'un état saburral des voies digestives, l'ipéca, à la dose de 1 gramme, uni à 5 centigrammes de tartre stibié, peut rendre des services, excepté chez les vieillards, pour lesquels, en thèse générale, les vomitifs sont contre-indiqués.

En cas de point de côté violent, entraînant par là même de la dyspnée, une injection de morphine, à dose peu élevée, réalise à la fois un bon calmant de la douleur et un excellent eupnéique.

Si l'exsudat intra-alvéolaire s'est produit, le kermès est indiqué, à la dose de 20 à 30 centigrammes, selon l'âge; il est souvent mal supporté lorsqu'il y a embarras gastrique concomitant : dans ce cas, il vaut mieux employer l'acétate d'ammoniaque, à la dose de 4 à 5 grammes, soit dans une infusion, soit dans du sirop de polygala, ou le chlorhydrate d'ammoniaque à la dose de 75 centigrammes à 2 grammes par jour, qui, d'ailleurs, au dire de Marrotte, donnerait d'excellents résultats contre la grippe elle-même.

III. RECHUTES ET COMPLICATIONS. — La congestion pulmonaire est sujette aux rechutes; elle peut se compliquer soit de pleurésie, soit, surtout dans les cas d'épidémie grippale, de pneumonie, soit enfin de tuberculose. Elle ne doit donc pas être traitée à la légère, mais elle doit être surveillée de près, non seulement chez les vieillards, chez qui, si souvent, elle est en quelque sorte la porte d'entrée d'une infection pneumonique mortelle, mais aussi chez l'adulte ou l'adolescent; et si la convalescence n'est pas franche, si les forces ne se relèvent pas rapidement, maintenir le malade à la chambre et même ne pas hésiter, quand les conditions sociales le permettent, à lui prescrire un changement d'air, en l'envoyant dans des climats à note sédative comme le sont celui de Pau et celui de Pise, et non dans des climats excitants, comme ceux de Nice ou de Cannes, où ils sont exposés à de nouvelles poussées congestives.

COQUELUCHE.

Germain Sée, Joffroy, Cadet de Gassicourt, Jules Simon, Dujardin-Beaumetz, Marfan.

Prescrire les préparations de belladone, de cocaïne, de valérianate de caféine, de chloral, administrées tantôt en potions, tantôt sous forme de badigeonnages dans la gorge, et des mesures antiseptiques (1).

(1) Voy. Lefert, *La pratique des maladies des enfants*, p. 70 à 78. Articles de MM. G. Sée, Joffroy, Labrie, Cadet de Gassicourt, Jules Simon, Descroizilles, Dujardin-Beaumetz, Moizard, D'Heilly, Comby, Marfan.

CORPS ÉTRANGERS DU LARYNX ET DE LA TRACHÉE.

Jules Simon.

Dans certains cas, tenter l'extraction par les voies naturelles, mais elle a rarement réussi.

La *trachéotomie* reste le procédé le plus usuel. Elle peut être de nécessité, s'il y a suffocation; elle peut, au contraire, être pratiquée, s'il n'y a pas d'accidents menaçants immédiats, tant pour tâcher d'obtenir l'extraction du corps étranger que comme mesure de précaution. Si le médecin est obligé de s'éloigner, il ne saurait laisser un enfant exposé à une crise de suffocation brusque, qui pourrait être mortelle avant qu'il ait le temps d'arriver. Si le diagnostic de corps étranger est certain, la trachéotomie s'impose à peu près fatalement. Surtout éviter de la différer dans le cas de corps irréguliers (arêtes, clous), ou susceptibles de gonflement (pois, haricots).

Faire la trachéotomie un peu bas; inciser la trachée sur une étendue assez grande; ne pas mettre la canule immédiatement en place, attendre quelques instants, en écartant les lèvres de la plaie à l'aide d'un dilatateur; en variant la position de l'enfant, on a quelquefois la chance d'une expulsion immédiate.

Quand le corps étranger se trouve ainsi rejeté immédiatement, faut-il mettre une canule? La cause de la suffocation ayant disparu, cela peut sembler inutile. Cependant il est plus prudent de conserver une canule pendant un ou deux jours, pour éviter l'hémorragie d'une part et l'emphysème sous-cutané du cou d'autre part. La canule, en effet, est le meilleur moyen d'arrêter les hémorragies après la trachéotomie. Il en est de même pour l'emphysème.

Si l'expulsion du corps étranger n'a pas été immédiale, mettre une canule. La choisir assez grosse. Des tentatives d'extraction sont faites de façons variées; le moyen le plus sûr semble être, chaque fois qu'on enlève la canule pour le nettoyage, d'écarter les lèvres de la plaie avec le dilatateur, tout en variant les positions de l'enfant.

Les précautions antiseptiques sont de rigueur absolue, comme dans toute trachéotomie.

CORYZA OU RHUME DE CERVEAU.

Hayem.

Coryza aigu. — Prescrire des inhalations d'un mélange d'acide phénique et d'ammoniaque. Voici une formule souvent employée :

Acide phénique pur	5 gr.
Ammoniaque liquide.............	5 —
Eau...........................	15 —
Alcool........................	15 —

On verse quelques gouttes du mélange sur du papier buvard et on en fait respirer les vapeurs pendant quelques secondes.

Ce moyen soulage, mais ne réussit pas toujours à arrêter l'évolution de l'inflammation.

Dieulafoy.

Prescrire la poudre suivante :

Salicylate de bismuth........... ..	15 gr.
Camphre.......................	5 —
Chlorhydrate de cocaïne...........	0 — 05

Huchard.

Se méfier de la cocaïne qui offre de réels inconvénients chez certains sujets.

L. Jullien.

Employer les corps gras; associer la vaseline au salol ou à l'acide borique ou au menthol.

Capitan.

Coryza aigu. — TRAITEMENT ABORTIF. — Prescrire :

Salol.............................. 1 gr.
Acide salicylique .... 0 — 20
Tannin............................. 0 — 10
Acide borique pulvérisé .... 4 —

Mêler. — Aspirer une pincée toutes les heures, pendant une demi-journée seulement.

DILATATION DES BRONCHES.

Dieulafoy.

Quand l'haleine et les crachats deviennent très fétides, la révulsion, et en particulier les pointes de feu sur la poitrine, permettent d'atténuer et presque de supprimer ce symptôme.

Prescrire en outre : Thymol, eucalyptol, créosote, terpine, goudron.

Bucquoy.

Administrer la teinture d'eucalyptus, à la dose de 2 grammes par jour, dans une potion gommeuse.

Lancereaux.

L'hyposulfite de soude donne de bons résultats. Prescrire 4 grammes dans un julep gommeux.

Constantin Paul.

On obtient d'excellents résultats, en faisant pratiquer plusieurs fois par jour dans la chambre du malade des pulvérisations phéniquées prolongées ou des inhalations d'acide phénique, à l'aide d'un simple flacon à deux tubulures.

Legroux.

Contre la fétidité de l'expectoration, donner la teinture d'eucalyptus, sous la forme suivante :

Teinture d'eucalyptus............	3 gr.
Borate de soude.................	1 —
Todd	40 —
Julep gommeux	125 —

Faire prendre également de l'huile de foie de morue créosotée.

S'abstenir des pointes de feu, inutiles en pareille occasion.

Chauffard.

Prescrire la teinture de benjoin, à la dose de 1 à 2 grammes par jour, dans une potion gommeuse.

DIPHTÉRIE.

Ch. Bouchard.

Surveiller le microbe, mais ne pas oublier l'organisme et ses réactions.

I. RÉGIME. — Faire de l'alimentation l'objet d'une constante préoccupation et l'adapter à l'âge du petit malade. Le lait, les œufs, le bouillon, le jus de viande, pouvant être absorbés sous forme liquide, en feront tous les frais. Y ajouter l'alcool fortement dilué, pour éviter l'irritation gastrique. Si les enfants refusent de se nourrir, recourir à la sonde et s'assurer qu'elle pénètre dans l'estomac, avant de pousser le liquide.

La température de la chambre ne sera pas inférieure à 18° ou 20° C. et ne s'élèvera pas sensiblement au-dessus.

II. TRAITEMENT GÉNÉRAL. — Faciliter l'élimination des produits toxiques absorbés. Ces produits disparaissent de l'économie suivant plusieurs voies. Quelques-uns sont retenus ou détruits par le *foie*, d'autres sont brûlés par le *sang*, enfin le plus grand nombre s'éliminent par le *rein*. On ne peut guère agir sur la fonction du foie; pour activer la destruction des poisons par le sang, augmenter la quantité d'oxygène absorbé en faisant respirer ce gaz. On agit plus facilement sur l'émonctoire rénal, par le lait, l'ingestion de liquides et la caféine, qu'on administre par la bouche ou par la voie sous-cutanée.

III. PROPHYLAXIE. — Trois agents de désinfection : 1° la *chaleur* sous diverses formes; 2° les *liquides antiseptiques* ; 3° les *fumigations gazeuses*.

La mesure la plus radicale pour la destruction des objets contaminés consiste dans l'incinération. Y recourir dans les plus larges proportions. La chose sera facile, si l'on fait usage pour soigner le malade de linge de peu de valeur.

Ce procédé devient inapplicable pour les draps, les oreillers, les matelas, etc. Un moyen d'une efficacité certaine de désinfecter ces objets, c'est de les passer à l'étuve à vapeur surchauffée et sous pression. La température atteinte est de 115°, et aucun germe, pas même le *Bacillus subtilis*, ne résiste à une pareille température. L'étuve de Geneste et Herscher est d'un fonctionnement pratique : quinze minutes suffisent pour purifier un matelas ordinaire, vingt minutes à le sécher, sans qu'il en résulte aucune détérioration.

A défaut d'étuve, placer les linges contaminés dans un liquide antiseptique. De tous les antiseptiques proposés, les seuls vraiment efficaces sont les phénols et les composés de cette famille, les sels cupriques et surtout les sels hydrargyriques.

Hayem.

Employer comme collutoire l'acide salicylique :

Acide salicylique. . . . .   15 gr.
Alcool . . . .   75 —
Glycérine . . . .   125 —

Grancher.

Parmi les médications si nombreuses proposées contre la diphtérie, préférer l'acide phénique, substance qui non seulement a donné de très bons résultats, mais qui est encore le plus efficace de tous les bactéricides. Incorporer l'acide phénique, suivant le conseil de MM. Ruault et Berlioz, à une substance qui le rend presque indolore; c'est l'acide sulforicinique. C'est un excellent excipient pour les substances telles que l'acide phénique, la créosote, etc., qui s'y tiennent en solution extrêmement concentrée à très haute dose. Cet avantage permet de renouveler les applications beaucoup plus souvent et d'employer des solutions beaucoup plus concentrées, à 30 ou 40 pour 100, par exemple.

Comme le bacille se rencontre également dans la salive, pratiquer des lavages de la bouche au moyen d'irrigations; pour cela, on emploie une solution d'acide borique à 2 pour 100, ou d'acide salicylique à 2 pour 1000, ou ces deux solutions mélangées ensemble.

Jules Simon.

I. Traitement local. — Badigeonnages, irrigations, gargarismes, pulvérisations et onctions.

1° *Badigeonnages*. — Fréquents, avec deux pinceaux en forme d'olive :

L'un doit être assez dur, employé à sec et, avec une certaine force pour détacher les exsudats et les fausses membranes, sans cependant excorier la muqueuse sous-jacente, avant l'application du topique.

L'autre sert à appliquer un collutoire ainsi formulé :

Acide salicylique....	1 gr.
Alcool ....,....	Q. S.
Glycérine	40 gr.
Infusion d'eucalyptus	50 —

F. s. a. — Répéter ces badigeonnages d'heure en heure, pendant le jour et trois fois dans la nuit, à partir de 9 heures du soir.

On peut aussi faire les badigeonnages avec du jus de citron, du vinaigre simple ou aromatique, ou même du vin pur, toutes les heures le jour, toutes les deux heures la nuit.

Si les fausses membranes, très adhérentes et très épaisses, résistent, remplacer le collutoire par le glycérolé au perchlorure de fer :

Glycérine.....................	
Perchlorure de fer	} àà 20 gr.

Faire un attouchement deux à quatre fois par jour.

2° *Irrigations*. — Après chaque badigeonnage, pratiquer une irrigation tiède avec l'eau boriquée à 2 pour 100 ou à l'eau de chaux coupée. Faire usage à cet effet d'un siphon ou bien d'un réservoir de verre muni d'un tube. Toutefois, il est impossible d'employer ces irrigations chez les enfants en bas âge.

3° *Gargarismes.* — Ils ne sont possibles que si l'enfant est assez âgé. Les pratiquer toutes les deux heures, soit avec l'eau boriquée à 4 pour 100 ou la solution de coaltar, soit avec une solution de chlorate de potasse à 4 pour 100, soit avec de l'eau de chaux médicinale, ou bien de l'eau vinaigrée.

4° *Pulvérisations.* — Utiles chez les enfants tout jeunes; les répéter cinq ou six fois par jour avec l'eau phéniquée, la solution de thymol ou la teinture d'eucalyptus.

5° *Onctions.* — Prescrire une pommade résolutive contre les adénites douloureuses, les engorgements ganglionnaires volumineux. Ici, on peut faire usage de la pommade iodurée et belladonée vulgaire :

Extrait de belladone.............	3 gr.
Iodure de potassium.............	2 —
Vaseline.......................	30 —

Mettre une cravate ouatée, sur laquelle on étend la pommade.

II. Traitement interne. — 1° Alcool, à la dose de 30 à 40 grammes par jour. Quinquina, coca et surtout kola.

2° Administrer, toutes les deux ou trois heures, au moment de l'ingestion d'un médicament liquide, le perchlorure de fer, à raison de X à XX gouttes par jour, données en quatre fois dans un peu d'eau.

Si l'enfant est plus âgé (12 à 15 ans), essayer le baume de copahu et de cubèbe, à hautes doses :

Cubèbe pulvérisé................	60 gr.
Baume de copahu...............	60 —
Sous-carbonate de fer..........	4 —
Sous-nitrate de bismuth.........	1 —

F. s. a. — Quatre bols, à prendre dans la journée

Et surtout ni sangsues, ni saignées, ni vésicatoires, ni opium, ni mercuriaux.

III. Régime. — Alimenter le malade.

Pratiquer l'antisepsie de la chambre par les pulvérisations phéniquées ou les vapeurs térébenthinées, qui rendent l'atmosphère de la chambre chaude et humide.

Aérer convenablement la chambre du malade.

Sevestre.

Les indications positives peuvent être formulées de la façon suivante :

1° Empêcher ou tout au moins entraver le développement du microbe, et le rendre inactif;

2° Neutraliser sur place les produits toxiques et empêcher ou contrarier leur absorption;

3° Ces produits, ayant pu être absorbés, combattre l'action nocive qu'ils peuvent exercer dans l'organisme;

4° Favoriser l'élimination de ces produits toxiques;

5° Empêcher et combattre les infections secondaires par les micro-organismes accessoires;

6° Soutenir l'organisme dans sa lutte contre les microbes et leurs produits;

7° Traiter les complications et les suites plus ou moins éloignées.

En fait, ces indications peuvent même, d'une façon plus simple, se réduire aux méthodes suivantes :

1° Antisepsie locale.

2° Antisepsie générale.

3° Traitement général.

4° Traitement des complications.

5° Prophylaxie.

I. Antisepsie générale. — Faire évaporer, sur un fourneau à pétrole ou sur une lampe à alcool, des solutions antiseptiques, telles que la suivante :

Acide thymique....................	5 gr.
— phénique....................	20 —
Alcool......................	100 —
Eau distillée....................	875 —

F. s. a. — Une solution.

On pulvérise cette solution avec l'appareil de Lucas Championnière, plusieurs fois par jour, dans la chambre des enfants atteints de diphtérie.

En outre de leur action antiseptique, ces pulvérisations maintiendront l'air humide et favoriseront le détachement des fausses membranes.

II. ANTISEPSIE LOCALE. — Badigeonnages avec :

Créosote pure	1 gr.
Alcool	10 —
Glycérine	20 —

Irrigations avec :

Nᵒ 1. Acide borique............	35 gr.
Eau.....................	1 litre
Nᵒ 2. Chloral	10 gr.
Eau.....................	1 litre
Nᵒ 3. Permanganate de potasse....	1 gr.
Eau.....................	1 litre
Nᵒ 4. Naphtol....................	2 gr.
Eau.....................	1 litre

III. TRAITEMENT INTERNE. — Prescrire des médicaments à action indirecte, qui agissent en s'éliminant par les glandes buccales. Tels sont le chlorate de potasse, le benzoate de soude, le brome.

Prescrire la potion suivante :

Brome pur......................	IV gouttes
Bromure de potassium............	50 centigr.
Sirop simple....................	30 gr.
Eau distillée...................	150 —

A prendre en vingt-quatre heures : une cuillerée à soupe toutes les deux heures.

N'employer qu'avec réserve le copahu et le cubèbe, à cause de leur action gastro-intestinale irritante et de la diarrhée qu'ils amènent à leur suite.

Un procédé préconisé par le D' Bleynie (de Limoges consiste à introduire dans la bouche du petit malade un morceau de glace, toutes les dix minutes, sans interruption, pendant la veille et pendant le sommeil, sans qu'il soit d'ailleurs nécessaire de réveiller l'enfant. On ne doit ralentir l'administration de la glace qu'après la disparition des fausses membranes.

A défaut de glace, on peut recourir à l'eau froide, donnée par petites gorgées, toutes les trois minutes. Sous cette influence, les fausses membranes disparaissent après quelques jours et se limitent très vite.

Je n'ai pas cru devoir employer ce procédé isolément, sans l'associer au procédé de Gaucher. Je ne puis donc juger d'une façon certaine ce qu'il pourrait donner ; toutefois il m'a paru être d'une certaine utilité et en tous cas très facile à appliquer. Il m'a paru que les fausses membranes se formaient beaucoup moins vite et qu'on pouvait espacer les badigeonnages antiseptiques.

IV. Traitement des complications. — Il variera suivant les cas.

V. Prophylaxie. — La première mesure à prendre consiste dans l'isolement (isolement du malade; isolement des douteux; isolement des suspects, prolongé pendant six à huit jours au moins).

L'antisepsie est encore plus importante, et elle doit être appliquée dans toute sa rigueur et étendue à tous les objets et tous les locaux qui ont pu être contaminés; les personnes qui soignent le malade, ou qui l'approchent, doivent aussi se soumettre à toutes les mesures de désinfection les plus sévères.

Menjaud.

I. TRAITEMENT LOCAL. — Réserver les attouchements à l'acide phénique pour l'adulte et employer de préférence, chez l'enfant au-dessous de 2 ans, la solution salicylée, à laquelle on ajoutera la créosote :

Glycérine......................	30 gr.
Acide salicylique...............	} àà 0 — 60
Terpine ou créosote............	
Alcool.........................	95 —

Dissoudre.

La raison de cette association réside dans la composition antiseptique de la créosote (combinaison de phénol, crésol, gaïacol), dans l'action peu toxique de l'acide salicylique, dont l'équivalent toxique égale 40 centigrammes par kilogramme, tandis que 95 centigrammes d'acide phénique suffisent par kilogramme à l'action nettement endosmotique de la créosote.

L'acide salicylique n'est pas douloureux. Il arrête le développement des moisissures à 1/1000e, empêche le développement des bactéridies dans les liquides exposés à l'air, lorsque la solution est à 1/500e, conserve huit jours la viande plongée dans une solution à 1/100e. Donc l'acide salicylique doit être préféré chez les jeunes enfants et la formule suivante, très bien tolérée chez l'adulte, doit être conservée :

Sulforicinate de soude...........	80 gr.
Acide phénique.................	10 —
Créosote......................	5 —

Les malades supportent très bien ces badigeon-

nages, précédés par des irrigations d'eau boriquée à
4 pour 100.

Dans la chambre, on fera des vaporisations d'eau
boriquée à 3 pour 100, près de la bouche du patient,
ou bien on tiendra en ébullition une ou deux bouil-
lottes contenant de l'eau et du thymol.

II. Traitement général. — Administrer de la
vieille eau-de-vie, des toniques (café, thé, kola, coca,
quinquina).

Le cubèbe a une action bienfaisante et est administré facilement :

Cubèbe finement pulvérisé...........	10 gr.
Sirop simple....................	120 —
Vin de Bordeaux ou de Malaga....	80 —

Une cuillerée à soupe toutes les heures.

III. Prophylaxie. — Désinfecter les tentures,
tapis et rideaux.

Détruire les tampons de ouate ayant servi aux pansements.

Désinfecter les meubles, les cabinets d'aisance
(chlorure de chaux), lessiver les linges de toilette,
nettoyer les ongles et les mains des garde-malades,
enfin employer l'étuve, après le soufrage des vêtements du malade.

Hutinel.

I. Traitement local. — Pratiquer *l'ablation de
la fausse membrane* et les *attouchements de la gorge.*
Le liquide antiseptique est l'acide phénique.

Acide phénique cristallisé..........	5 gr.
Camphre......................	20 —
Alcool à 90°...................	10 —
Glycérine pure..................	25 —

On remplace l'huile de la formule Gaucher par la glycérine; les inconvénients que celle-ci peut présenter sont loin de valoir ceux de l'huile. En effet, l'huile ne mouille pas, et, en vernissant la muqueuse, elle empêche la pénétration de l'acide phénique; en même temps, la solution est moins forte.

Badigeonner, toutes les trois ou quatre heures, suivant l'abondance des fausses membranes.

Employer, pour les *attouchements* sur les fausses membranes, le collutoire antiseptique suivant :

Hydrate de terpine................	4 gr.
Bichlorure de mercure......... ...	0 — 15
Alcool..............................	} ää 50 —
Essence de menthe............	
Thymol...........................	q. q. gouttes

F. s. a. — Répéter les attouchements plusieurs fois dans les vingt-quatre heures.

Prescrire la solution du phénol sulforiciné. Deux solutions peuvent être employées soit à 10 pour 100, soit à 20 pour 100. Le type en est le suivant :

Acide phénique pur..............	10 gr.
Sulforicinate de soude...........	90 —

On maintient le topique le plus longtemps possible, sur la fausse membrane, à l'aide d'un tampon de ouate. Celui-ci blanchit la muqueuse malade, l'imprègne et rend moins nécessaires les *fréquents lavages*.

Au salol sulforiciné, on peut aussi ajouter la créosote, d'après la formule suivante :

Sulforicinate de soude	40 gr.
Salol..............................	5 —
Créosote..........................	1 —

F. s. a. — Pour attouchements avec le tampon de ouate. Éviter de pratiquer des irrigations immédiatement après le pansement.

Cette préparation est médiocrement douloureuse ; la suivante l'est beaucoup plus : elle agit à la manière du phénol camphré de Gaucher :

Acide phénique. . . . . ⎫
  — citrique. . . . . ⎬ ââ 2 gr. 50
Teinture d'iode . . . . ⎭
Alcool. . . . . 50 —

Faire des *irrigations* à l'acide borique :

Acide borique. . . . . 40 gr.
Eau distillée. . . . . 1000 —

Les répéter rigoureusement toutes les deux heures, quelle que soit la bénignité de la diphtérie.

L'acide borique se recommande surtout par sa grande innocuité.

On peut employer les autres solutions, pourvu qu'elles ne soient pas trop fortes, et qu'elles aient une acidité suffisante. Le poison diphtéritique a de la peine à s'accumuler dans un milieu acide ; en tout cas, la toxicité de ces produits de sécrétion est bien moindre dans un milieu acide que dans un milieu alcalin.

Ces irrigations ou lavages agissent en outre, en entretenant la propreté de la bouche et de l'arrière-gorge.

Pratiquer des *pulvérisations*, toutes les demi-heures.

Se servir du pulvérisateur de Lucas Championnière. Approcher l'instrument très près de la bouche.

II. TRAITEMENT INTERNE. — Prescrire le benzoate de soude.

III. HYGIÈNE. — Vaporisations, dans la chambre du malade, avec un fourneau de cuisine sur lequel on met deux casseroles contenant chacune environ 2 litres d'eau. Dans ces casseroles, on verse, toutes les trois heures, une cuillerée à soupe de :

Aci le phénique................. 250 gr.
— salicylique.................. 56 —
— benzoïque .... 112 —
Alcool pur..................... 468 —

Descroizilles.

I. Traitement local. — Faire des badigeonnages avec :

Acide tartrique.................. 10 gr.
Glycérine .... 15 —
Eau de menthe.................. 25 —

II. Traitement général. — Prescrire la potion suivante :

Eau de chaux.................. } àà 50 gr.
— distillée. ....
Sirop de framboises .... 10 —

Par cuillerées à bouche.
Prescrire l'opiat suivant :

Copahu........................ 2 gr.
Cubèbe........................ 4 —
Sous-carbonate de fer........... 50 centigr.
Magnésie calcinée.............. } àà Q. S.
Essence de menthe..............

A prendre dans la journée.

Legroux.

Pulvérisations constantes par l'alcool créosoté au 1/100ᵉ et badigeonnages de la gorge toutes les quatre heures avec de la glycérine alcoolisée, de la créosote de hêtre au 1/20ᵉ.

Dans les cas graves, injections hypodermiques de :

Créosote de hêtre................ 20 gr.
Huile d'olives aseptique .... 180 —

Administrer la créosote à l'intérieur aux enfants atteints de croup, opérés ou non (1).

DYSPNÉE.

Germain Sée.

Dyspnée cardiaque. — Prescrire :

Iodure de potassium.............	2 gr.
Chloral hydraté........	4 —
Julep gommeux................	120 —

Prendre cette potion, de deux heures en deux heures, dans la journée.

Dieulafoy.

Dyspnée cardiaque. — La caféine peut être donnée à la dose journalière de 50 centigrammes à 2 grammes. On l'administre en potion ou en injections sous-cutanées :

Eau distillée....................	6 gr.
Benzoate de soude..............	2 —
Caféine	2 —

Chaque seringue de Pravaz de cette solution contient 20 centigrammes de caféine.

Huchard.

Il y a deux sortes de dyspnée : 1° la *dyspnée franchement cardiaque*, 2° la *dyspnée d'origine toxique*.

(1) Voyez en outre dans *La pratique des maladies des enfants*, l'article *Diphtérie*, par Constantin Paul, Huchard, Gaucher, Josias, Le Gendre, et plus haut, p. 18, l'article *Angine diphtérique*.

Dyspnée franchement cardiaque. — Elle est due aux accidents de rupture de compensation du cœur, provoquée par les troubles de circulation cardiaque pulmonaire.

Dans ce cas, les toniques cardiaques, et parmi eux la digitale, sont indiqués.

Dyspnée ptomaïnique ou toxique ou dyspnée d'effort. — Elle est due à l'état d'imperméabilité rénale.

I. RÉGIME. — Supprimer du régime toutes les substances contenant des toxines ou des ptomaïnes : viandes, salaisons, conserves, charcuterie, bouillons et potages gras, poissons, fromages faits, et instituer le régime lacté, absolu d'abord, mitigé ensuite.

Au bout de quelques jours, quelquefois même vingt-quatre ou quarante-huit heures après, la dyspnée a disparu.

Il est alors indiqué de donner un litre ou un litre et demi de lait sous forme de laitages, avec quelques œufs frais, des légumes et, en dernier lieu des viandes très cuites.

On reviendra au régime lacté, si la dyspnée reparaît.

D'ailleurs, soumettre systématiquement les malades, chaque mois, pendant trois jours, à l'alimentation exclusive par le lait.

II. TRAITEMENT. — Le plus souvent, le régime lacté ne suffit pas; il faut y joindre l'antisepsie intestinale, que l'on obtient par l'emploi du salicylate de bismuth, du salol, du bétol, du naphtol, ou plutôt du benzo-naphtol (2 à 4 gr. par jour, en cachets de 50 centigr.).

D'autres fois, il est indiqué d'avoir recours à l'acide chlorhydrique, parce qu'il est démontré que les cardiopathes artériels, et non tous les cardiopathes, sont des hypochlorhydriques.

Or, l'hypochlorhydrie est une source de fermentations gastro-intestinales, et, par conséquent, d'auto-intoxications.

Enfin, quand le malade est délivré de sa dyspnée, il faut s'attaquer à la maladie causale, à l'*artério-sclérose*, par la médication iodurée. Préférer, dans ces cas, l'iodure de sodium à l'iodure de potassium, à cause de la toxicité des sels de potasse.

Après quelques jours et une détente dans les accidents, prescrire un régime alimentaire composé de lait, de purées de légumes et de quelques œufs. Ne pas faire usage de viande.

Dans les dyspnées ptomaïniques d'origine alimentaire, le danger est donc à la fois au rein en insuffisance et dans le tube digestif, un « laboratoire de poisons ».

Ici, la digitale est formellement contre indiquée, parce qu'elle peut produire facilement des accidents toxiques et que, si elle ne les produit pas, elle entretient et accroît l'augmentation de la contractilité et de la tension artérielles, qui sont les deux causes principales du développement de l'artério-sclérose.

Albert Robin.

Les cardiopathes artériels ne sont pas tous hypochlorhydriques; ils sont souvent hyperchlorhydriques; l'acide chlorhydrique ne leur convient donc pas.

Même s'ils sont hypochlorhydriques, il ne leur convient pas, car il constitue le meilleur moyen d'empêcher la sécrétion. Ce qui favorise la sécrétion, ce sont les alcalins à petites doses, comme l'a démontré Cl. Bernard.

Le salol paraît être le meilleur antiseptique intestinal, mais convient-il dans   affections où le rein joue un rôle important? Si on l'emploie à fortes doses, il s'élimine par le rein beaucoup d'acide phénique, ce qui a sur lui un effet défavorable.

L'iodure de sodium est plus instable que l'iodure de potassium : il se décompose dans l'estomac, l'iodure de potassium ne se décompose jamais.

Faisans.

Dyspnée du pneumothorax. — Il faut tenir compte de la diversité des indications, qui diffèrent suivant les malades.

Ces indications sont : 1° *calmer la douleur*; 2° *diminuer l'épanchement gazeux*; 3° *combattre la congestion pulmonaire*.

Voilà comment il faut y répondre dans la dyspnée des tuberculeux, qui est la plus fréquente de toutes.

1° *Calmer la douleur.* — La douleur, par son intensité, est une cause de dyspnée; on prescrira donc l'injection sous-cutanée de chlorhydrate de morphine, un centigramme d'abord, un demi-centigramme une demi-heure après, et si la douleur persiste, encore une fois la même dose.

Deux centigrammes suffisent d'ordinaire. On devra, pendant l'action de ce médicament « eupnéique », comme on l'a nommé, veiller avec soin sur l'état de la pupille.

2° *Diminuer la gêne mécanique causée par l'épanchement gazeux.* — On arrivera à ce résultat au moyen de la thoracentèse.

En principe, l'urgence de cette opération ne parait pas évidente, puisque, par la perforation pulmonaire, l'air pénètre et remplace celui que l'on vient d'enlever. En fait, il y a soulagement et rétablissement momentané de l'équilibre de la pression intra-pleurale avec la pression atmosphérique.

Conseiller la thoracenthèse, surtout contre le pneumothorax total, quand le poumon est comprimé et refoulé dans la gouttière vertébrale.

3° *Combattre la congestion conséquente de la compression du poumon.* — On essaiera de la dérivation par les ventouses sèches, de la sinapisation, des inhalations d'oxygène. Peu de résultats, d'ailleurs, par ces moyens classiques. Il reste la saignée. Il y aurait lieu de passer outre à tout scrupule et de revenir à l'emploi de cette médication classique.

EMBOLIE DE L'ARTÈRE PULMONAIRE.

Constantin Paul.

Administrer la térébenthine à l'intérieur ou en inhalations, pour prévenir la suppuration ou la gangrène de l'infarctus.

EMPHYSÈME PULMONAIRE

Potain.

Emphysème et tuberculose pulmonaires. — Cette association est assez fréquente et peut se faire de trois manières différentes :

1° L'emphysème est primitif, et la tuberculose pulmonaire secondaire.

2° La tuberculose est survenue la première, et l'emphysème est surajouté ;

3° Les deux maladies peuvent se manifester en même temps, c'est-à-dire qu'un individu atteint d'emphysème chronique peut être touché par la tuberculose.

Le premier cas se présente rarement, les autres sont plus souvent observés.

Par quel mécanisme se produit l'association de la tuberculose avec l'emphysème. On a dit que cette affection pouvait être due à l'exagération de la pression intérieure des vésicules pulmonaires dans l'effort, la toux. Cette hypothèse ne semble pas exacte.

Il y a lieu de supposer que l'emphysème se produit plutôt par suite de la diminution de la pression extérieure. Dans ce cas, l'effort est le même que si l'on soufflait dans l'intérieur de l'arbre respiratoire. Or, toutes les fois qu'il y a de l'anoxémie aiguë, il se produit chez le malade une tendance exagérée à faire de grandes inspirations.

Y a-t-il lieu d'apporter des modifications dans le traitement? Ces modifications se réduisent à peu de chose.

On doit chercher d'abord à enrayer la tuberculose. Dans l'emphysème généralisé avec bronchite, la médication devra s'adresser autant à cet emphysème qu'à la tuberculose sous-jacente. Pour cela, on prescrira des substances balsamiques qui puissent s'éliminer par le poumon : le baume de Tolu, l'essence de térébenthine, le goudron, la créosote. L'action des eaux sulfureuses a un bon effet dans des cas semblables.

Il est bon aussi de faire exécuter de grandes ampliations thoraciques, surtout chez les individus menacés de tuberculose pulmonaire, chez lesquels elles favorisent la respiration et la circulation du poumon.

Les efforts violents sont au contraire nuisibles, lorsque la tuberculose est un peu avancée.

Jaccoud.

Administrer des inhalations d'oxygène, des bains d'air comprimé, avec expiration dans l'air raréfié.

Traiter les maladies qui ont amené l'emphysème.

Albert Robin.

Emphysème pulmonaire simple. — En présence de cette affection, il faut : 1º *lutter contre l'atrophie des muscles bronchiques*; 2º *entretenir leur contractilité.*

A cette double indication, répondent les médicaments doués d'une action élective sur les muscles à fibres lisses, et certaines eaux minérales qui, par expérience, semblent posséder les mêmes propriétés.

I. TRAITEMENT MÉDICAL. — Les médicaments de choix sont ici :

1º La strychnine, donnée à doses modérées, afin qu'on en puisse prolonger l'usage plus longtemps;

2º L'arsenic.

On prescrit donc :

Soit l'arseniate de strychnine (1 à 3 milligr. par jour) sous forme, par exemple, de granules de 1 milligramme (un au réveil, un au moment du coucher);

Soit un élixir fait avec de la teinture de noix vomique, de fève de Saint-Ignace ou de fausse augusture, à la dose de V à VI gouttes par vingt-quatre heures, de préférence après le repas. Dans ce cas, on administrera en même temps l'arséniate de soude, et ce dernier médicament agissant mieux, lorsqu'il est associé avec l'iodure de potassium, on formulera :

Arséniate de soude	2 milligr.
Iodure de potassium	5 centigr.
Poudre de rhubarbe	5 —
Extrait de douce amère	Q. S.

Pour une pilule. — Donner chaque jour deux de ces pilules, dans lesquelles la rhubarbe figure en raison de son action tonique sur le tube digestif.

II. TRAITEMENT HYDROMINÉRAL. — Ses indications sont très précises suivant les cas.

Avant tout, il faut s'assurer de l'intégrité du cœur. Cette première condition étant réalisée :

1° Si l'on a affaire à un cas d'*emphysème fréquemment compliqué de bronchite* (ce que vulgairement on appelle le *catarrhe bronchique chronique*), le malade sera justiciable d'une saison aux Eaux-Bonnes.

2° Si l'élément convulsif domine, s'il y a de l'*essoufflement avec crises de bronchites* non expliquées, bronchite à caractère sec, la station du Mont-Dore sera particulièrement indiquée.

Mais on s'imposera comme une règle générale de n'envoyer des malades aux eaux minérales qu'avec la plus grande réserve, si le cœur est touché.

Emphysème compliqué de bronchite. — Intervenir énergiquement par l'emploi du jaborandi en infusion à la dose de 4 grammes ; il a la propriété d'atténuer celle-ci ou du moins d'en diminuer la durée.

Mais le jaborandi est contre-indiqué toutes les fois que le cœur est malade. Dans ce cas, on aura recours :

1° Au sulfate de quinine, à petites doses (10 centigr.), renouvelées quatre fois par jour.

2° A l'infusion d'eucalyptus, dont chaque tasse sera sucrée avec une cuillerée d'élixir d'eucalyptol ou de sirop de baume du Canada ou de baume de térébenthine.

Le malade prendra, en outre, toutes les heures une cuillerée à soupe de la potion suivante :

Oxyde blanc d'antimoine.	0 gr. 50 à 3 gr.
Alcoolature de racines d'aconit..	1 —
Teinture de noix vomique	X gouttes
Sirop d'ipéca.................	15 gr.
— de morphine............	20 —
Hydrolat de tilleul............	120 —

Alex. Renault.

Prescrire les lavements d'acide carbonique par la

méthode de Bergeon, de Lyon : cette pratique a pour effet de favoriser les échanges gazeux, au niveau du poumon.

H. Barth.

HYGIÈNE DES EMPHYSÉMATEUX. — Vêtements de flanelle. Température de la chambre : 16 à 18°.

Éviter le froid, le brouillard, l'humidité.

Séjour dans le midi en hiver; en été, dans les stations à altitudes moyennes.

Éviter les exercices violents; ne pas fumer.

Alimentation substantielle, mais proscrire les épices, le vin pur, les liqueurs fortes; le café sera permis en petite quantité. Éviter la constipation.

EMPYÈME.

Tillaux.

Procéder de la façon suivante : déterminer d'abord l'espace intercostal, ce qui présente parfois une certaine difficulté, car la couche sous-cutanée, souvent épaissie, infiltrée, masque la saillie des côtes; inciser cet espace couche par couche, dans une étendue de 5 centimètres environ; introduire l'indicateur gauche dans la plaie, pour sentir le bord des côtes, appliquer le doigt sur le bord supérieur de la côte qui est au-dessous, ponctionner et inciser la plèvre en rasant ce bord.

Dujardin-Beaumetz.

L'opération de l'empyème est bien plutôt médicale que chirurgicale et les médecins la pratiquent tout aussi bien, si ce n'est mieux, que les chirurgiens. Ce sont eux qui lui ont fait faire les plus grands progrès, qui ont démontré que lorsqu'il y a du pus il faut ouvrir largement et aussi que les lavages répétés ne sont pas absolument nécessaires. Il en est qui se contentent d'un lavage post-opératoire, et d'autres qui ont entièrement renoncé à cette pratique.

Constantin Paul.

Faire des lavages, mais à la condition de recourir à un procédé permettant de faire une antisepsie complète de la cavité pleurale et d'empêcher l'entrée de l'air dans celle-ci.

GANGRÈNE DES BRONCHES.

Lancereaux.

L'hyposulfite de soude a une action remarquable.

Administré à la dose de 4 ou 5 grammes, par jour, dans une potion, il semble d'abord inactif; mais, au bout de six ou huit jours, on voit diminuer la fétidité de l'haleine; les crachats deviennent plus consistants, ils perdent leur couleur grisâtre et reprennent l'aspect muqueux; en même temps la fièvre cesse et l'état général s'améliore.

La guérison ne demande pas plus de quinze à vingt jours en moyenne.

GANGRÈNE PULMONAIRE.

Jaccoud.

Quatre indications :

1° *Désinfecter l'atmosphère.* — Faire respirer au malade de l'air mélangé à des vapeurs antiseptiques.

Plusieurs fois par jour et pendant plusieurs heures, faire marcher un pulvérisateur, chargé avec une solution faible d'acide phénique. On évite ainsi l'odeur infecte qui existe autour des individus atteints de gangrène pulmonaire et qui incommode si désagréablement leurs voisins.

2° *Soutenir les forces du malade.* — Administrer de l'alcool.

3° *Faire l'antiseptie interne.* — Donner chaque jour 50 centigrammes d'acide salicylique.

4° *Combattre la fétidité de l'haleine.* — Faire prendre dans un julep 4 grammes de liqueur de Labarraque.

Bucquoy.

Prescrire 2 grammes d'alcoolature d'eucalyptus dans un julep diacode.

Lancereaux.

L'hyposulfite de soude donne de très beaux résultats, à la dose de 4 à 5 grammes, dans une potion sucrée.

Constantin Paul.

I. TRAITEMENT EXTERNE. — Prescrire :

Acide phénique.................. 100 gr.
Eau............................ 700 —

Introduire le tout dans un flacon, dont on fait aspirer les vapeurs.

II. TRAITEMENT INTERNE. — A l'intérieur, prescrire l'alcoolature d'eucalyptus, à la dose de 2 grammes par jour.

Périer.

Pratiquer un longue incision transversale sur la

partie antérieure du thorax, dans le deuxième espace intercostal, au niveau d'un point qui, par l'auscultation, est reconnu comme le plus voisin du foyer malade. Cette incision met à nu le poumon, que l'on fixe par des pinces de Museux.

Après avoir incisé le tissu de l'organe, enfoncer une pince de Lister fermée dans la direction du foyer, l'atteindre et l'ouvrir ; le doigt, introduit dans la cavité, permet d'en apprécier la capacité.

Nettoyer la cavité, la laver au naphtol camphré et la drainer avec deux tubes en canon de fusil.

GOITRE SUFFOCANT.

Potain.

I. TRAITEMENT MÉDICAL. — Prescrire l'iode à l'intérieur et en applications locales. S'abstenir des injections intraparenchymateuses d'iode, qui, quoiqu'elles agissent bien dans le traitement du goitre, ne peuvent être employées dans le goitre suffocant, à cause du gonflement qui, dans le goitre suffocant, ne serait pas sans de sérieux dangers ; cela se comprend, puisqu'il augmenterait la compression.

On a proposé des appareils orthopédiques, destinés à placer la tête dans la position la plus favorable et à dégager le goitre autant que possible ; en général, ils ne donnent pas de bons résultats.

II. TRAITEMENT CHIRURGICAL. — Si le traitement médical échoue, il faut, sans hésitation, intervenir chirurgicalement, car on ne doit jamais abandonner un goitre suffocant à lui-même (1).

(1) Voyez, en outre, *La pratique journalière de la chirurgie*, article *Goitre*, par Duguet, p. 131 ; et *La pratique du système nerveux*, article *Goitre*, par Joffroy et Dujardin-Beaumetz, p. 93.

GRIPPE ET INFLUENZA.

Dujardin-Beaumetz.

I. Traitement médical. — 1° *Forme douloureuse*. — L'antipyrine et l'exalgine combattent efficacement la *céphalalgie* et la *rachialgie*, si pénibles du début.

Administrer l'antipyrine, dans un grog ou dans du thé au rhum, à la dose de 2 à 3 grammes par jour.

Si on se sert de l'exalgine, faire prendre, matin et soir, une cuillerée à soupe de la potion suivante :

```
N° 1. Exalgine..............    2 gr. 50
       Alcoolat de menthe. ......   10 —
       Eau de tilleul............  120 —
       Sirop de fleurs d'oranger.   30 —

N° 2. Alcoolature d'écorces d'o-  ⎫
       range....... ......... ...  ⎬ āā   5 gr.
       Exalgine .... .......... .. ⎭
       Alcool......................   Q. S.
       Eau distillée tiède..........  120 —
       Sirop d'écorces d'orange ....   30 —
```

Doses : 1 à 2 cuillerées à bouche par jour.

On a aussi tiré bon parti de la phénacétine, en l'administrant en cachets médicamenteux de 1 gramme, renouvelés deux fois par jour.

Lorsque ces médicaments ont échoué, recourir aux injections de morphine.

2° *Forme gastro-intestinale*. — Caractérisée par l'intolérance de l'estomac, qui rejette les aliments, et par des douleurs extrêmement vives, ayant pour siège la muqueuse. Dans ce cas, l'immobilité et l'administration de quelques préparations d'opium, telles que l'élixir parégorique (XXX gouttes par jour en trois fractions de X gouttes dans un peu de lait ou de thé chaud), donnent le meilleur résultat.

Surveiller les fonctions du tube digestif et combattre, ou la *constipation* ou la *diarrhée*, car l'une et l'autre peuvent se produire.

3° *Forme catarrhale.* — La fièvre prend un caractère intermittent des plus nets.

Conseiller surtout le chlorhydrate de quinine, à la dose de 25 centigrammes, matin et soir, et, lorsque cette forme intermittente est accompagnée de phénomènes douloureux, associer la quinine à l'antipyrine et formuler les cachets suivants, dont on fera prendre deux par jour, un le matin, un le soir:

> Chlorhydrate de quinine........ 25 centigr.
> Antipyrine................... 1 gr.

Pour un cachet médicamenteux.

L'aconit rend aussi des services.

Quelles que soient les formes de l'influenza, une autre indication s'impose : c'est de relever les forces du malade. Cette maladie entraîne avec elle une dépression morale et physique considérable, de l'*anorexie* et des *nausées*, en un mot une forte adynamie. Aussi, faut-il employer les boissons stimulantes et, parmi ces boissons, le thé au rhum, qui est bien supporté.

II. Régime. — L'alimentation est plus difficile à fixer, c'est que les malades n'ont pas d'appétit ou digèrent mal. Cependant les laits de poule, les jaunes d'œuf dans le bouillon, les crèmes cuites, quelquefois même des sorbets à la viande, sont bien acceptés.

Condamner le malade au repos ; il n'a aucun intérêt à quitter la chambre.

III. Complications. — Le plus grand nombre, si ce n'est toutes les complications graves, sont occasionnées par des imprudences des malades qui veulent sortir trop tôt, surtout les *broncho-pneumonies*, auxquelles on a attribué le nom d'*infectieuses*, et qui sont plutôt des broncho-pneumonies chez des gens infectés.

Des tentatives ont été faites pour guérir ces broncho-pneumonies par des injections directes dans le poumon, à l'aide de solutions antiseptiques.

C'est là une pratique mauvaise, car c'est contre l'infection primitive qu'il faudrait lutter.

Aussi la seule médication à opposer à ces complications, c'est la médication tonique cardiaque, car c'est presque toujours par le cœur que succombent les malades ; potions alcooliques, grogs, vins généreux, etc., et injections sous-cutanées de caféine ou bien de strophantus et digitale.

Voici la formule des injections de caféine :

Caféine.	) àà 2 gr.
Benzoate de soude	)
Eau bouillie.	6 —

Injecter une seringue entière de ce mélange, deux ou trois fois par jour.

Dans certains cas, lorsque la face devient violacée et l'asphyxie imminente, employer la saignée.

IV. Convalescence. — La convalescence est extrêmement longue et les malades reprennent avec peine leur équilibre. Le déplacement à la campagne est un des meilleurs moyens de l'abréger.

Prescrire la préparation suivante :

Sirop de Tolu (2 cuillerées à bouche).	300 gr.
Eau distillée de laurier-cerise (1 cuillerée à dessert)	120 —
Alcoolature de racine d'aconit	X gouttes
Infusion de polygala.	1 tasse

A prendre trois fois par jour, le matin, dans l'après-midi et le soir. On peut remplacer l'infusion de polygala par une tasse de lait chaud ou une tasse de capillaire.

Henri Huchard.

État grippal simple et dépression des forces. —
Employer les pilules de bromhydrate de quinine
associé au benzoate de soude et à la caféine.

Bromhydrate de quinine......
Benzoate de soude..........   } àà 2 gr.
Caféine...................

Pour 20 cachets. Dose : 2 à 3 cachets par jour.
Pneumonie grippale. — Nous sommes bien obligés
de faire de la médication symptomatique, puisque
nous ne connaissons pas les médicaments spécifiques
contre les pneumocoques et les streptocoques.

L'état asthénique, voilà l'ennemi dans la grippe ;
donc, il faut employer une médication agissant surtout
sur le système nerveux. C'est ainsi qu'on peut avoir recours aux préparations de strychnine, d'après cette
formule :

Eau distillée .... 150 gr.
Sulfate de strychnine..........   0 — 03

Deux à cinq cuillerées par jour.
Dans les cas graves, recourir aux injections sous-
cutanées, d'après cette formule :

Eau distillée................... 10 gr.
Sulfate de strychnine..........   0 — 01

Faire deux à quatre injections par jour avec une
demi-seringue ou une seringue entière de Pravaz.
Prescrire dans le même but, c'est-à-dire pour relever les forces, trois à six injections par jour de caféine, deux à quatre d'éther, auxquelles on associe
deux injections camphrées qui ont pour effet d'être
à la fois toniques et calmantes. Voici leur formule :

Huile d'olives stérilisée. . . . . 100 gr.
Camphre. . . . . 10 —

Deux à quatre injections par jour, avec une seringue entière de Pravaz.

Souvent, dans la pneumonie, « la maladie est au poumon et le danger au cœur ». Donner la digitale d'emblée, à la dose d'un milligramme, en mettant entre deux doses trois à quatre jours d'intervalle.

Mais si, dans la pneumonie grippale, le danger est quelquefois au cœur, il est toujours au système nerveux.

Si la fièvre est élevée, il faut prescrire le bromhydrate de quinine, à la dose de 50 centigrammes à 1 gramme.

Enfin l'antisepsie intestinale s'impose le plus souvent. Pour la réaliser, prescrire le naphtol, le bétol, le salol, le salicylate de bismuth, ou plutôt le benzonapthol, à la dose de 1 gr. 50 à 4 grammes par jour, en cachets de 50 centigrammes. Ajoutez à cela quelques boissons alcooliques, le laitage qui nourrit le malade et assure la dépuration urinaire ; le lait est indispensable, quand on trouve de l'albumine dans les urines et qu'il y a menace de néphrite.

Ne pas abuser de l'antipyrine qui « ferme le rein ». Pour la même raison, ne pas appliquer de vésicatoires, qui peuvent être nuisibles et favoriser l'évolution de la néphrite grippale.

Cette médication laisse de côté les expectorants, inutiles et même dangereux dans une maladie caractérisée par une profonde adynamie. Il ne faut jamais considérer dans l'infection grippale, bénigne ou grave, locale ou générale, un seul organe atteint, mais il faut voir tout l'organisme malade, et la thérapeutique doit tâcher toujours de remplir cette importante et primordiale indication dans le traitement des pneumonies, comme dans celui de toutes les manifestations locales de l'infection grippale : soutenir et tonifier le système nerveux, sans l'exciter.

Convalescence de l'influenza. — L'influenza n'est pas, comme on serait souvent porté à le croire, terminée après la disparition de la période aiguë, même bénigne; car, après avoir fait, pour ainsi dire, la maladie pour le compte du microbe, le malade en refait une autre, en quelque sorte pour son propre compte, à une époque plus ou moins rapprochée de la première. En effet, chez des malades présentant des cardiopathies, des artérites, des phlébites, des affections broncho-pulmonaires et aussi certaines formes rhumatismales, on peut toujours rapporter la seule cause de la maladie à une atteinte antérieure d'influenza, remontant à quelques mois et même à une année.

D'où la nécessité de soigner d'une façon aussi sérieuse la convalescence de la grippe que la grippe elle-même. Car, dans ce cas surtout, c'est moins les organes malades qu'il faut traiter, que les organes sains qu'il faut préserver.

Il faut donc prescrire un traitement tonique et antiseptique tout à la fois, dont l'iode et le tannin doivent former la base.

Aug. Ollivier.

La cause prédisposante par excellence de la grippe est le froid humide.

Le *froid humide* dispose à l'invasion de l'influenza et à son extension. Il entraîne une forte perte de matériaux de combustion, un degré d'épuisement des substances hydro-carbonées. L'organisme est diminué, la caloricité est en baisse et l'absorption est d'ailleurs favorisée.

La théorie des germes pathogènes aidant, la résistance amoindrie de l'économie contre l'intrusion du contage favorise l'explosion de la maladie.

Il faut tout faire pour s'en défendre. Les débilités de toutes sortes, les tuberculeux, les cardiaques, les diabétiques, etc., doivent, plus que tous les autres, éviter les occasions de refroidissement.

Administrer l'huile de foie de morue comme agent préventif :

Faire prendre aux enfants de 1 à 4 cuillerées à café d'huile ; chez les adultes et les vieillards, 2 à 3 cuillerées à soupe. Prendre l'huile au milieu du premier déjeuner ; employée de cette façon, l'huile de foie de morue est bien supportée et ne provoque ni dégoût, ni vomissements. L'huile de foie de morue, contenant naturellement de l'iode, des antiseptiques, relève le taux des matériaux de combustion, exerce une action tonique puissante sur l'organisme et lui permet de mieux se défendre contre le froid humide.

H. Rendu.

Il est indiqué dans la grippe : 1° de combattre l'élément infectieux ; 2° de stimuler le système nerveux.

1° *Combattre l'élément infectieux.* — L'élément infectieux est mal connu, il s'agit probablement du streptocoque, mais devenu plus virulent que d'habitude ou trouvant des conditions de propagation spéciale dans l'épidémie.

La quinine et l'antipyrine sont deux médicaments très utiles. La quinine sera donnée à la dose de 1 gramme par jour. L'antipyrine sera administrée de préférence en lavements, et à la dose de 2 grammes ; on évite ainsi d'irriter l'estomac et l'on provoque souvent une sudation très utile. Le lavement peut être répété matin et soir ; bientôt après, se produit un abaissement de la température.

2° *Stimuler le système nerveux.* — D'une façon générale, éviter les narcotiques à hautes doses; cependant, une petite quantité d'opium est un excitant cérébral, et ce médicament devient très utile quand il y a des irrégularités cardiaques.

Albert Robin.

Grippe douloureuse névralgiforme. — On rencontre un grand nombre de sujets présentant des manifestations grippales douloureuses névralgiformes, qu'il est souvent difficile de calmer. Parfois, en effet, l'antipyrine et le salicylate sont mal tolérés ou même ne produisent aucun effet. C'est alors qu'une très légère révulsion améliore souvent l'état douloureux du grippé.

Le résultat est surtout bon, si on n'emploie pas de grands révulsifs qui frappent fort, mais dont l'action ne dure pas. De simples frictions, accompagnées d'un peu de massage, répétées assez souvent et pratiquées en employant un onguent ou un mélange dans lequel entre une assez forte proportion de menthol, donnent souvent, malgré leur simplicité, de bons résultats.

Voici par exemple, une formule qui réussit :

Baume de Fioraventi	}	
Teinture de quinquina	} ãã 25 gr.	
Alcoolat de mélisse	}	
Menthol	0 — 75	
Essence de girofle	XII gouttes	
Teinture de noix vomique........	2 gr. 50	

On peut répéter les applications plusieurs fois par jour.

Neurasthénie consécutive à la grippe, avec dépression nerveuse accusée. — I. PROPHYLAXIE.

— La neurasthénie post-grippale est plus fréquemment observée depuis quelques années qu'elle ne l'a été dans les épidémies anciennes : or, parmi les nombreuses raisons invoquées pour expliquer ce phénomène, il faut accorder une grande place à la thérapeutique employée dans le cours de la grippe. En effet, chez tous les malades qui ont été traités d'une façon suivie par l'antipyrine, les suites de l'affection ont été plus graves que chez les autres, ce qui n'est pas étonnant, étant donnée l'action dépressive que ce médicament exerce sur l'activité nerveuse. D'où cette première conclusion, c'est qu'il faut se garder d'administrer systématiquement l'antipyrine dans la grippe ; et si, dans certains cas, elle est particulièrement indiquée parce qu'elle a le grand avantage d'abaisser rapidement la fièvre et de faire disparaître les douleurs de tête et les douleurs musculaires violentes et si fréquentes dans cette maladie, du moins ne faut-il pas en prolonger l'usage. Celui-ci devra, par conséquent, être réglé de la façon suivante :

1° Réserver l'antipyrine aux seuls cas où il y aura des douleurs de tête et des douleurs musculaires violentes ;

2° La donner d'une façon transitoire, en une ou deux prises seulement, mais chaque fois à doses relativement élevées : 1 gramme, par exemple ;

3° Lui associer toujours le sulfate de quinine dont l'action tonique contrebalance, dans une certaine mesure, les effets dépresseurs de l'antipyrine.

II. Traitement. — Une fois cette neurasthénie dépressive consécutive à la grippe déclarée, le médecin devra régler sa conduite sur les indications fournies par l'examen des urines.

Deux cas, en effet, peuvent se présenter :

Ou bien il y a une déminéralisation organique active, se traduisant par de la phosphaturie ou par un excès de matériaux salins, qu'on trouve en faisant un dosage en bloc des matériaux solides;

Ou bien les urines sont normales.

1° Dans le premier cas, on fera la prescription suivante :

a) Donner, au commencement de chaque repas, un des paquets suivants :

Phosphate de soude	20	centigr.
— de potasse.......,..	25	—
— de chaux	50	—
Magnésie calcinée..........	10	—
Poudre de noix vomique.....	5	—

Pour 1 paquet.

b) En même temps, deux fois par jour, faire prendre 1 ou 2 grammes de kola sous forme de poudre ou, mieux encore, sous forme d'élix.. préparé avec de la noix fraîche.

2° Dans le second cas, prescrire :

a) Au commencement de chaque repas, une des pilules suivantes :

Sulfate de quinine...........	}	àà 1 gr.
Extrait sec de quinquina......		
Poudre de noix vomique.........		0 — 20

b) A chaque repas, une cuillerée à café, ou au plus une cuillerée à dessert d'une préparation d'hypophosphite.

Juhel-Rénoy.

Grippe grave. — Balnéation, réfrigération, médication alcoolique.

Grippe pseudo-grave. — Faibles doses d'alcool, boissons très abondantes, révulsion par le sinapisme ou la ventouse sèche.

Grippe bénigne, mais douloureuse. — Manier

l'antipyrine, la salipyrine, aux doses de 2 à 4 grammes par vingt-quatre heures, sous forme de cachets de 50 centigrammes à 1 gramme; mais réserver cette médication pour les grippes où le rein fonctionne bien ; sans cela s'abstenir, car l'antipyrine est dangereuse dans les grippes graves comme elle est dangereuse dans toutes les infections profondes et durables.

Quant à la quinine, il ne faut y compter aucunement.

On la prescrit à tout propos, et la grippe n'a pas manqué d'être la maladie où on l'a le plus employée ; certains médecins en ont même fait le spécifique, c'est faux. Avec la quinine prescrite à raison de 80 centigrammes à 1 gramme, les malades n'ont pas vu leur maladie abrégée d'un jour, les comparaisons n'ont pas manqué, car les grippés traités par l'expectation ont été rapidement apyrétiques. C'est qu'encore une fois on était en présence de grippes bénignes, atténuées, qui auraient donné le succès rapide, même si elles avaient été traitées par les antipyrétiques.

J. Comby.

Grippe chez les enfants. — I. TRAITEMENT. — Donner l'antipyrine et la quinine, isolées ou associées.

Associer le sulfate de quinine à l'antipyrine, en petits cachets contenant 10 centigrammes de chaque médicament; en donner 3 ou 4 par jour.

Éviter les fortes doses d'antipyrine, pour échapper à l'intoxication thérapeutique.

Prescrire des évacuants dans tous les cas : aux enfants qui vomissent et qui toussent, administrer la potion d'ipécacuanha, à la dose de 1/2 gramme ou 1 gramme, suivant l'âge, dans un demi-verre d'eau sucrée.

A ceux qui présentent surtout l'état saburral et la constipation, donner des purgatifs : le calomel ou la scammonée, à la dose de 50 centigrammes ; l'huile de ricin à la dose de 15 grammes.

Quand les symptômes d'embarras gastrique se prolongent, revenir à la médication évacuante et ajouter 3 ou 4 cachets contenant chacun 20 centigrammes de naphtol et 20 centigrammes de salicylate de bismuth.

II. RÉGIME. — A tous les malades, faire garder le lit ou la chambre, et faire suivre une diète mitigée : lait, bouillon, tisanes.

III. TRAITEMENT DE LA CONVALESCENCE. — Pendant la convalescence, nécessité d'un régime réparateur et d'une thérapeutique stimulante et tonique: œufs, laitage, purées de viande et de légumes ; sirop d'iodure de fer, huile de foie de morue, bains salés, séjour à la campagne.

P. Legendre.

Grippe à localisation sur l'appareil respiratoire. — Prescrire :

Antipyrine	1 gr. 50
Chlorhydrate de quinine	1 —

Diviser en 3 cachets. Donner les deux premiers à intervalle d'une demi-heure ; le troisième, deux heures plus tard, si la céphalalgie et la fièvre n'ont pas diminué.

Benzoate de soude au benjoin	5 gr.
Eau de laurier-cerise	10 —
Sirop de codéine	20 —
Julep gommeux	120 —

Toux grippale. — Prescrire :

Poudre de Dower	
Bromhydrate de quinine	ãã 25 centigr.

7.

Pour un cachet. — Dose : 2 cachets par jour.

Complications de la grippe. — Ce sont en général des complications pneumoniques infectieuses seules ou bien s'accompagnant de pleurésie, ou de méningite.

Prescrire la caféine, surtout par la voie hypodermique, la digitale, le strophantus et surtout l'alcool à hautes doses.

S'abstenir de vésicatoires, mais user largement des ventouses sèches et surtout des pointes de feu.

Suites de la grippe. — Elles consistent en bronchite persistant surtout aux bases des poumons, parfois en râles, frottements ou froissements siégeant sur les parties latérales des poumons et remontant en pointe vers l'aisselle ou le mamelon. Les malades peuvent ne rien éprouver, et néanmoins une imprudence peut parfaitement transformer ces légères lésions en congestions pulmonaires graves ou en broncho-pneumonies mortelles.

Prescrire l'oxyde blanc d'antimoine, l'ipéca à doses fractionnées, ou la terpine, selon la formule suivante :

Terpine....................... }
Baume de Tolu.............. } àà 8 gr.

F. s. a. — 80 pilules; 6 à 8 par jours, à intervalles égaux.

Ou bien prescrire :

Sirop de térébenthine............ 20 gr.
 —   de Tolu..................... 80 —

Quatre cuillerées à soupe par jour, dans une tisane de bourgeons de sapin.

Ou bien encore :

Térébenthine de mélèze .... 2 gr.
Goudron .... 2 —
Baume de Tolu................... 6 —
Benzoate de soude. .... Q. S.

F. s. a. — 80 pilules ; 8 par jour.

Faire en outre de la révulsion au moyen de la teinture d'iode, des liniments térébenthinés, des pointes de feu.

Les *névralgies* très douloureuses, nées avec la grippe et ayant persisté, doivent être traitées par la morphine, l'antipyrine et même l'aconitine, la phénacétine ou les pulvérisations de chlorure de méthyle.

Le *coryza* intense peut être guéri par l'irrigation des fosses nasales avec la solution boriquée saturée chaude.

L'accablement, dont nombre de malades sont frappés après l'attaque de grippe, est peut-être dû à une dénutrition rapide du système nerveux. Quelquefois il est accompagné de phosphaturie et d'autres fois de peptonurie ; dans toutes les broncho-pneumonies, il y a de l'albumine. Le meilleur traitement dans ce cas est le suivant :

Sulfate de strychnine	0 gr. 06
Eau distillée	150 —

Une cuillerée à café trois fois par jour, quelques minutes avant les repas.

Faire prendre en même temps la préparation suivante :

Phosphate de soude	} àà	20 gr.
— de potasse		
Sirop de quinquina		200 —
Vin de Banyuls ou d'Espagne		9 gr.

Pour 1 litre. — Un verre à bordeaux à la fin des repas.

Frictions au gant de crin avec le mélange :

Essence de térébenthine		20 gr.
Alcool camphré	} àà	50 —
Alcoolat de lavande		

Enfin, chez les gastriques ou chez les intestinaux antérieurs à la grippe, il faut prescrire le naphtol, avec du salicylate de bismuth, de la rhubarbe ou de la poudre de colombo; les lavements d'eau naphtolée ou boriquée, la limonade chlorhydrique.

HÉMOPTYSIE.

Germain Sée.

Hémoptysie des tuberculeux. — L'essence de térébenthine a été très conseillée; on peut en donner 2 à 6 grammes ou recourir à la terpine, à la dose de 0 gr. 20 à 0 gr. 50.

Peter.

Administrer le kermès, à la dose de 2 à 3 grammes, dans une potion à boire par cuillerées, d'heure en heure.

Prescrire :

Eau distillée......................	200 gr.
Sirop de morphine	30 —
Ergotine...................... ..	5 —
Teinture de digitale	2 —

F. s. a. — Une cuillerée toutes les heures.

Grancher, Hutinel.

Appliquer, sur le thorax, des sinapismes, des ventouses sèches et parfois des ventouses scarifiées ; en même temps, chercher à produire une dérivation avec les pédiluves et des manuluves irritants, et même à l'aide de la ligature des membres.

Repos au lit, sans parler, dans une chambre à température modérée.

Administrer de la glace, de l'eau de Rabel et surtout de l'ergot de seigle ou de l'ergotine, de préférence au tannin, au ratanhia et au perchlorure de fer.

Si l'hémoptysie est menaçante en raison de son abondance, faire prendre d'un coup 2 à 3 grammes de poudre d'ipéca, qui provoquent la nausée, et déterminent un spasme des vaisseaux.

Cadet de Gassicourt.

Hémoptysie chez l'enfant. — I. RÉGIME. — Repos absolu dans la station assise. Défense de parler ou de tousser.

Lait glacé.

II. TRAITEMENT EXTERNE. — Ventouses sèches ou sinapismes sur la poitrine.

Applications froides aux mains.

III. TRAITEMENT INTERNE. — Prescrire :

```
N° 1. Alun en poudre..........     0 gr. 05
      Eau de Rabel............   XV gouttes
      Extrait de ratanhia ......    2 gr.
      Sirop de rose.......  }
        —   de cachou.....  } àà  30 —
      Infusion de roses rouges .  160 —
```

F. s. a. — Par cuillerées à dessert, de demi-heure en demi-heure.

```
N° 2. Perchlorure de fer. 0 gr. 40 à 1 gr.
      Sirop de cannelle.......   30 —
      Eau distillée..........   100 —
```

. M. — Par cuillerées à bouche, toutes les demi-heures.

```
N° 3. Ergotine...................    1 gr.
      Sirop de ratanhia....  ......   30 —
      Eau distillée..............   100 —
```

M. — Par cuillerées à dessert toutes les heures.

Hémoptysie grave. — Prescrire :

    Sirop d'ipéca.................... 30 gr.
    Poudre d'ipéca................. 0 — 30

M. — Par cuillerées à café ou à dessert, toutes les cinq minutes, jusqu'à effet vomitif.

Henri Huchard.

Hémoptysie des tuberculeux. — Prescrire :

    Ergotine .... ⎫ àà 2 gr.
    Sulfate de quinine............ ⎭
    Poudre de digitale............ ⎫ àà 0 — 20
    Extrait de jusquiame .... ⎭

Pour 20 pilules ; en prendre 4 à 6 par jour.

E. Barié.

Hémoptysie des cardiaques. — I. TRAITEMENT EXTERNE. — Si l'hémoptysie est persistante et tenace, employer les vésicatoires comme révulsifs.

II. TRAITEMENT INTERNE. — S'adresser à l'ipéca et à l'opium ; ce dernier sera prescrit de la manière suivante : une pilule d'extrait thébaïque de 0 gr. 025 d'heure en heure et jusqu'à somnolence ; on peut aller jusqu'à 0 gr. 25 et même, 0 gr. 40 par jour ; une fois l'hémoptysie arrêtée, on continuera le même mode d'administration pendant trois jours, puis on diminuera graduellement les doses.

J. Comby.

L'ergot peut remplacer l'ergotine ou l'ergotinine (cette dernière, employée aux doses d'un quart à 1 mil-

ligramme); lui associer la quinine (utile par son action
sur les vaisseaux et chez les paludiques) et la digitale :

Poudre d'ergot de seigle.... ⎫
—   de digitale ....· ⎬ àà 0 gr. 10
Sulfate de quinine........ ⎭
Glycérine................... Q. S.

Pour 1 pilule; en prendre 4 ou 5 par jour.

HOQUET.

Dumontpallier.

Traiter le hoquet par la faradisation. Appliquer le
pôle positif sur le trajet du nerf phrénique, à égale
distance du larynx et de la clavicule; promener le pôle
négatif sur la base du thorax, au niveau des attaches
du diaphragme.

Les courtes contractions spasmodiques du diaphragme rompent le rythme de ce muscle.

HYDRO-PNEUMOTHORAX.

Netter.

Hydro-pneumothorax tuberculeux. — Conseiller
la ponction.

HYPERTROPHIE DES AMYGDALES.

Monod.

S'il y a des concrétions calcaires dans l'intérieur
de l'amygdale, qui soient de nature à s'opposer au
jeu de la lame mobile de l'amygdalotome, inciser au

bistouri. On peut craindre l'hémorragie. Pour arrêter l'écoulement sanguin, faire ouvrir largement la bouche du malade. La respiration se trouve ainsi facilitée, et le sang cesse de couler. Si l'hémorragie se prolonge, employer la glace ; dans les cas graves, on a eu recours à la compression de l'amygdale, soit avec le doigt, soit avec la pince de Hatin, dont l'un des mors s'applique sur l'amygdale, tandis que l'autre presse sur la peau, dans un point correspondant.

Quénu.

Généralement les enfants sont dociles.

Voici comment on procède.

Le galvano-cautère est placé sur une table à côté de l'opérateur et réglé de manière à porter le couteau au rouge vif.

Le sujet est assis en face du jour et placé comme pour l'examen laryngoscopique, la tête fixée par un aide et la gorge bien éclairée.

L'opérateur, assis en face de l'opéré, déprime de la main gauche la langue avec un abaisse-langue ordinaire coudé à angle droit, et, tenant la manette de la main droite, procède à la cautérisation dés amygdales.

Après avoir essuyé l'amygdale avec un peu de coton hydrophile monté sur une pince, il porte le cautère à froid sur l'amygdale; une simple pression sur la pédale suffit pour porter au rouge vif le petit cautère.

On enfonce alors celui-ci en plein tissu amygdalien ; généralement dans la première séance, on use du cautère en pointe, avec lequel il est facile de pénétrer jusqu'au centre de l'organe et de le sectionner comme avec un couteau. Il faut avoir soin, en retirant le cautère de continuer à le chauffer légèrement, afin de le dégager des petites escarres qui lui adhèrent. Si on ne prenait pas cette précaution, on produirait des déchirures très douloureuses de l'amygdale. On fait ainsi dans chacune de ces glandes de deux à quatre cautérisations profondes, suivant le volume de l'organe.

Au bout de huit ou quinze jours, les escarres sont tombées et l'amygdale parait divisée en trois, quatre ou cinq segments superposés et séparés les uns des autres par des sillons profonds.

Dans la deuxième séance et dans celles qui suivent, on se sert du cautère en spirale avec lequel nous détruisons tous les mamelons formés par les cautérisations précédentes.

Généralement, il suffit de trois ou quatre séances ainsi espacées de huit ou quinze jours, pour détruire chaque amygdale.

La dernière est consacrée à la toilette de l'amygdale, qui consiste à égaliser avec le couteau en spirale la fossette provenant de la destruction de la glande.

Quelquefois on est obligé de la faire tout de suite; mais, quand cela est possible, il est préférable de la renvoyer à un mois, pour permettre à la rétraction cicatricielle de s'opérer.

KYSTES DU POUMON.

Debove.

Kystes hydatiques du poumon. — Aspirer le liquide du kyste et injecter une substance médicamenteuse, qu'on retire après un temps d'action suffisante; faire un lavage intra-kystique.

Hanot.

Vider le kyste à siccité et y abandonner le médicament actif à une dose non toxique pour le malade.

Bouilly.

Kystes hydatiques du poumon. — Grâce aux nouvelles méthodes antiseptiques, cette maladie, jadis abandonnée à elle-même, a pu être combattue avec succès, par la *pneumotomie*.

Le siège de l'incision thoracique se trouve commandé par le siège même de l'échinocoque. Au point maximum de la voussure, à la zone de matité, on pénètre dans l'espace intercostal pour arriver directement sur le parasite. Cependant, pour les kystes du sommet, qui font saillie à la région sus ou sous-claviculaire, en raison des conditions anatomiques de ces régions si riches en vaisseaux, on aura tout avantage à les attaquer par la région axillaire. Cette variété de kyste est d'ailleurs assez rare.

Le procédé opératoire employé est le suivant : un lambeau en U à base inférieure est dessiné et disséqué; les muscles grand pectoral et petit pectoral sont incisés verticalement, et leur rétraction met largement les côtes à nu. Les côtes sont dénudées et réséquées sur une étendue de 6 à 7 centimètres. On obtient ainsi une large fenêtre quadrangulaire.

On enfonce un trocart conducteur jusque dans la caverne pulmonaire. L'issue de gaz qui sort en sifflant, l'issue de liquide clair ou purulent et de sang indiquent que l'on a pénétré dans la cavité.

On incise au thermocautère, suivant une direction transversale, les plèvres, dont les deux feuillets sont soudés et non reconnaissables. On pénètre dans le parenchyme pulmonaire carnifié et résistant, et on arrive ainsi sur la cavité que l'on incise.

On nettoie la poche purulente, mais sans faire de lavage de la cavité; on pourrait, au besoin, les toucher avec une solution de chlorure de zinc.

Un drain est introduit profondément dans la ca-

verne ; la plaie cutanée est suturée et pansée. Le
pansement n'est refait que quelques jours après ; et le
drain peut être retiré assez rapidement.

La résection costale devra presque toujours être
employée. Cette intervention rend l'opération plus
facile et n'entrave en rien la cicatrisation. Les adhérences qui unissent les deux feuillets de la plèvre
éloignent toute crainte de laisser le liquide kystique
pénétrer dans la cavité de la séreuse. Donc inutile de
faire l'opération en deux temps ou de suturer la plèvre
viscérale au feuillet pariétal.

Avant d'introduire le trocart directeur dans le
kyste, on fera bien d'attendre que le malade soit endormi ; on évitera ainsi tout réflexe, et, par suite,
on aura moins à craindre la mort subite.

Pour inciser le parenchyme pulmonaire, tous les
auteurs sont d'accord pour rejeter le bistouri et employer le thermocautère. On évite ainsi des hémorragies souvent abondantes et difficiles à arrêter. Le
poumon, même sclérosé et carnifié, saigne abondam-
ment, d'autant plus que les efforts de toux et la gêne
respiratoire favorisent l'introduction du sang dans les
bronches et le larynx et provoquent des quintes de
toux et de dyspnée, qui peuvent être inquiétantes.

Arrivé sur la poche kystique, il est facile de la saisir
avec des pinces et de l'énucléer : on peut ainsi retirer
l'hydatide entière.

Il faut rejeter l'emploi des lavages qui sont irritants
pour le poumon et produisent des quintes de toux.
On évite ainsi de voir des débris membraneux, pro-
jetés dans le larynx, obstruer la glotte et produire
des accès de suffocation.

L'opération est rapide. Elle ne dépasse pas vingt
minutes. La guérison est prompte : l'expectoration
diminue le jour même pour disparaître très vite, la
fièvre tombe, les forces reviennent. La cicatrisation

de la plaie pulmonaire se fait rapidement. En quelques jours, les signes stéthoscopiques se modifient, les phénomènes cavitaires disparaissent et le parenchyme recouvre son intégrité.

Chauffard et Widal.

Kystes hydatiques du poumon. — Dans un kyste d'une capacité de 2 litres, toute germination pyogène est arrêtée par l'injection de 36 grammes de liqueur de Van Swieten.

Galliard.

Kystes hydatiques du poumon. — On pratique la ponction avec l'aspirateur, en se servant d'une aiguille très fine et en procédant à l'évacuation très lentement.

Il faut craindre, en effet, surtout dans le cas de grand kyste, que la paroi de la tumeur ne soit très voisine d'une bronche, et que l'aspiration trop rapide et trop brusque ne provoque la perforation bronchique, comme cela est arrivé plusieurs fois.

Il faut craindre aussi la congestion pulmonaire suraiguë mortelle, que peut provoquer une évacuation trop brusque.

LARYNGITE.

Constantin Paul.

Chez les très jeunes enfants au-dessous de 2 ans, la trachéotomie étant, pour ainsi dire, constamment mortelle, faire, non pas la trachéotomie, mais la dilatation forcée du larynx.

Pratiquer la dilatation au moyen d'une pince à polype ayant une courbure convenable.

Jules Simon.

Laryngite striduleuse chez les enfants. — Administrer d'abord un vomitif :

Poudre d'ipéca............	0 gr. 30 à 1 gr.
Sirop de violette	30 —
Looch blanc....................	120 —

F. s. a. — Par cuillerées à dessert, de demi-heure en demi-heure.

Donner ensuite l'une des potions antispasmodiques suivantes :

N° 1. Kermès minéral...   0 gr. 05 à 0 gr. 10

Alcoolature de racine d'aconit ....,	} àà V à X gouttes
Teinture de belladone.	
Sirop de fleurs d'oranger...	30 gr.
Eau de tilleul.............	120 —

F. s. a. — Par cuillerées à café, pour les enfants de 1 à 2 ans ; par cuillerées à dessert, pour les enfants plus âgés, d'heure en heure ou de demi-heure en demi-heure, suivant les cas.

N° 2. Alcoolature de racine d'aconit...............	X gouttes
Sirop diacode..........	15 gr.
— de Tolu..........	30 —
Eau distillée de tilleul ...	60 —

M. — Par cuillerées à café, d'heure en heure, pour un enfant de 3 ans.

N° 3. Sirop de belladone.......	
— de codéine	} àà 10 gr.
— de Tolu..........	

Une cuillerée à café, matin et soir.

Legrou.

Laryngite striduleuse. — Prescrire :

Eau distillée de laurier-cerise......   1 gr.
Sirop de codéine................ } ãã 25 —
   —   d'éther .... }
Eau de tilleul......................   50 —

F. s. a. — Deux à trois cuillerées à soupe, dans la nuit, pour un enfant au-dessus de 2 ans.

Descroizilles.

Prescrire :

Musc...................... 20 centigr.
Sirop...................... 25 gr.
Eau de tilleul............... 60 —

Quatre à six cuillerées à café, par jour.

Ch. Mauriac.

Laryngite syphilitique. — I. TRAITEMENT GÉNÉRAL. — Administrer simultanément le mercure et l'iodure. Toutefois, le dernier semble agir avec plus de promptitude que le premier, à la condition de le donner d'emblée à une forte dose (3 ou 4 gr. au moins).

L'iodure présente-t-il quelques dangers? Y a-t-il des restrictions à son emploi? Ne pas craindre de guérir trop vite les ulcérations et de favoriser ainsi la formation d'une sténose cicatricielle, à laquelle le malade n'aurait pas le temps de s'accoutumer. Mais le médicament congestionne rapidement la muqueuse laryngée, comme celle des yeux et du nez. Ce sont là des effets physiologiques, immédiats, brusques, violents, qui arrivent à produire une sorte de pseudo-grippe, dont les symptômes inquiètent.

Dans les sténoses aiguës, dans les paralysies bila-
térales des dilatateurs, il serait imprudent d'augmenter la congestion qui existe déjà ou d'en créer une
qui diminuerait encore le faible hiatus linéaire sépa-
rant le bord libre des cordes vocales paralysées.

Ces éventualités doivent faire renoncer à ce précieux
agent. Mais de pareils cas sont rares, et la contre-
indication formelle de l'iodure est exceptionnelle.

Il n'en est pas de même du mercure. L'employer
largement en frictions ou en injections de calomel.
Pousser le traitement avec vigueur, surtout si on ne
peut pas recourir à l'iodure. — Dans le cas contraire,
la médication iodurée primera la médication hydrar-
gyrique.

S'il y a des pseudo-phlegmons, appliquer des vésicatoires pansés à l'onguent napolitain.

II. TRAITEMENT LOCAL. — Attouchements intra-
laryngiens avec la cocaïne et la morphine, ou des gly-
cérolés iodo-opiacés ; parfois, cautérisations au nitrate acide de mercure ou au galvano-cautère.

Si la dyspnée est extrême et qu'il y ait du siffle-
ment laryngo-trachéal, la sténose ne sera vaincue
que par la trachéotomie, mais à la condition de continuer la médication spécifique.

A. Gouguenheim.

Laryngite tuberculeuse. — Le traitement chirurgical des *végétations* dans la laryngite tuberculeuse
comprend :

1° Antisepsie préalable de la cavité laryngienne ;
2° Intervention chirurgicale, manuel opératoire ;
3° Suites de l'opération.

1° *Antisepsie préalable de la cavité laryngienne.* —
Huit à dix fois avant la première intervention, pratiquer un pansement laryngé avec la seringue à bec

courbe, contenant une solution de menthol et de créosote dans l'huile :

Menthol........................	20 gr.
Huile d'amandes douces..........	100 —
— créosotée................	20 parties

Ce pansement sera pratiqué tous les deux jours, le matin à jeun.

Limiter chaque fois, autant que possible, la projection du liquide médicamenteux à la région sus-glottique. Faire le pansement avec douceur et rapidité.

La première fois, le pansement n'est fait qu'avec moitié du contenu de la seringue et ensuite seulement avec la seringue pleine, qui a une contenance de 2 centimètres cubes.

2° *Intervention chirurgicale.* — Pratiquer la première opération, huit jours environ après le premier pansement à l'huile de menthol créosotée.

Pratiquer l'opération à jeun. Faire un dernier pansement à l'huile de menthol créosotée, dix minutes environ avant celle-ci. Puis procéder à l'anesthésie locale, avec une solution forte de chlorhydrate de cocaïne au 1/5°, dont on badigeonne le pharynx buccal, à l'aide du pinceau de charpie. Toucher le larynx et autant que possible la région aryténoïdienne avec le porte-éponge laryngien, imbibé de la même solution. Placer ensuite le sujet devant la lampe de Drumond à éclairage oxhydrique.

Se servir d'un emporte-pièce laryngien, constitué par deux petites cupules fenêtrées ovalaires, montées par une de leurs extrémités sur une petite tige plate d'acier. Les deux tiges, fléchies chacune en sens contraire, sont enfermées comme deux ressorts dans une autre tige creuse cylindrique. Les cupules fenêtrées se trouvent seules découvertes. Elles se correspondent face à face par leur bord tranchant, s'écartent l'une de l'autre, quand les tiges pleines qui les supportent sont poussées au dehors de la tige creuse, et se rapprochent pour s'accoler l'une à l'autre dans le cas contraire.

3° *Suites de l'opération.* — Après l'intervention, panser la région opérée, facilement visible, à la poudre d'iodoforme, au moyen de l'insufflateur.

Le soir du même jour, même pansement. Silence absolu. Glaces à sucer, boissons glacées.

Le lendemain et pendant trois jours, chaque matin, faire un pansement à la seringue avec l'huile de menthol créosotée, puis laisser le malade en observation.

Si une seule séance opératoire n'est pas suffisante, reprendre l'extirpation une seconde fois et ainsi trois et quatre fois, si cela est nécessaire.

Si, après une intervention, il se produit du gonflement de la région opérée ou des régions voisines, repos absolu, avec des inhalations émollientes.

Si la récidive tend à se produire, remplacer les pansements ordinaires par l'*acide lactique.*

Laryngite tertiaire aiguë. — I. TRAITEMENT INTERNE OU TRAITEMENT SPÉCIFIQUE. — Mercure et iodure mélangés, ou bien l'un ou l'autre; ce traitement réussit toujours, à condition de l'appliquer avec une énergie croissante.

Donner deux cuillerées à soupe de sirop de Gibert, avec addition de 1 à 4 grammes d'iodure de potassium.

Quand le malade ne peut supporter le mercure, administrer l'iodure à des doses s'élevant rapidement de 1 à 8 grammes par jour.

Prescrire en même temps des toniques, tels que le fer et le quinquina.

II. TRAITEMENT EXTERNE. — Il n'est pas nécessaire.

Laryngite tertiaire chronique. — I. TRAITEMENT INTERNE. — Dans les formes lentes, il est rare que l'on puisse enrayer complètement les lésions produites; car les tuméfactions s'organisent rapidement, et le processus devient irrémédiable; c'est là la cause de l'effet pernicieux de la syphilis sur la fonction vocale; grâce au traitement, on peut faire disparaître les poussées les plus récentes et empêcher le mal de pénétrer trop loin; c'est un long traitement, qui ne différera guère de celui de la forme aiguë, mais qu'on sera obligé de suspendre fréquemment.

Le mercure sera toujours le médicament de choix.

Le traitement mixte rendra aussi les plus grands services.

Mais, en cas d'intolérance du traitement mercuriel, s'adresser à l'iodure de potassium et administrer ce médicament, avec la plus grande vigueur, sans en redouter les suites; les craintes de son action curative trop énergique et de son influence sur la formation des brides cicatricielles sont chimériques.

Ce traitement doit durer longtemps, avec les suspensions nécessaires; il y aura grand avantage à le seconder par l'envoi des malades à certaines eaux thermales à haute température, sulfureuses ou salines (1).

II. TRAITEMENT EXTERNE. — Pour le pansement des ulcérations, employer l'iodoforme, l'iodol, le naphtol et le salol camphrés.

S'adresser à l'acide chromique, quand il y aura lieu de réprimer des tuméfactions excessives et diffuses.

La galvano-caustique rendra service, quand il s'agira de trancher des anneaux fibreux développés au-dessus de la glotte, ou bien de couper des membranes développées entre les lèvres de la glotte.

(1) Voyez E. de la Harpe, *Formulaire des eaux minérales*. Paris, 1894.

L'instrument tranchant, une pince coupante, sera l'appareil de choix, quand on aura à extirper des tumeurs pédiculées, réfractaires à l'action des spécifiques.

Après ces interventions, chaque fois qu'elles auront eu lieu, faire prendre aux malades de la glace, pendant un certain temps, pour combattre la tendance facile aux inflammations consécutives à ces traumatismes.

Quand la respiration sera entravée par les rétrécissements du larynx, faire la trachéotomie, un peu bas, à cause de la possibilité de rencontrer des lésions identiques au-dessous de la glotte, et, après, profiter de la sécurité que donne la trachéotomie pour pratiquer la dilatation avec les canules de Schroetter.

LARYNGOPATHIES.

Ch. Mauriac.

Laryngopathies syphilitiques. — I. TRAITEMENT INTERNE. —· Prescrire :

Biiodure de mercure........	10 centigr.
Iodure de potassium........	5 gr.
Sirop de quinquina........	300 —

Deux à trois cuillerées à soupe par jour, dans une tasse d'infusion de tilleul, aromatisée avec de l'eau de fleurs d'oranger.

II. TRAITEMENT EXTERNE. — Attouchements avec :

Extrait thébaïque............	0 gr. 10
Iode métallique..............	1 —
Iodure de potassium..........	1 —
Glycérine..................	30 —

On peut aussi pratiquer des attouchements avec :

Nitrate d'argent en solution au 1/20ᵉ ou au 1/3.
Nitrate acide de mercure en solution au 1/100ᵉ.
Chlorure de zinc en solution au 1/50ᵉ.
Acide chromique en solution au 1/3ᵉ.

LARYNGOTOMIE.

Gouguenheim.

Laryngotomie inter-crico-thyroïdienne. — Cette opération est contre-indiquée chaque fois qu'il existe une carie du cricoïde, car ce cartilage est alors exposé à une fracture spontanée, ce qui rend impossible le maintien de la canule trachéale; de plus, la laryngotomie peut, par la suite, empêcher le retour de la phonation.

ŒDÈME DU POUMON.

Huchard.

I. TRAITEMENT INTERNE. — Préparations de scille.
II. TRAITEMENT EXTERNE. — Injections de caféine à hautes doses, injections de strychnine.
Application de ventouses.
Au besoin, saignée pratiquée largement.

PERCUSSION.

Potain.

Quand on veut délimiter un organe au moyen de la matité produite à la percussion, on percute généralement le long des lignes qui coupent cet organe, suivant des lignes variées, et on note le moment où la tonalité change. Cette pratique est vicieuse, car, en percutant ainsi l'organe, le médecin fatigue le malade et se fatigue lui-même, en prêtant une attention inutile. Il suffit de percuter les bords de l'organe. Une fois ces bords connus, tout coup donné en dedans est un coup inutile.

Percussion du cœur. — Pour percuter le cœur, on partira de dehors, commençant par entendre la sonorité pulmonaire; sitôt que la matité cardiaque sera perçue, on s'arrêtera; on marquera la limite avec le crayon dermographique et on reprendra dans un autre point. On notera encore la limite de la matité du foie qui, prolongée à gauche, donnera le bord inférieur de la matité cardiaque.

On peut ainsi se rendre un compte exact de la dilatation ou de l'hypertrophie cardiaque. Et, en reproduisant les limites sur un papier transparent, avec le mamelon comme point de repère, on pourra, à quelques jours d'intervalle, se rendre compte des modifications survenues dans la dilatation.

Percussion de la rate. — Il en est de même de la percussion de la rate, ce signe si important dans la fièvre typhoïde. On dit qu'il est difficile de délimiter la rate, parce qu'on ne sait pas bien la percuter : on pratique la percussion, suivant une ligne verticale et on recherche la matité sur toute l'étendue de la rate. Que de coups inutiles ainsi donnés et qui, fatiguant l'oreille du médecin, la disposent à mal entendre au moment où le changement de tonalité se produit. Ici encore la limite de la rate est seule nécessaire.

On percutera d'abord la région thoracique de haut en bas et on s'arrêtera sitôt qu'on obtient la matité splénique, puis on percutera la partie latérale de l'abdomen de bas en haut, et on s'arrêtera de même, une fois la limite de la matité obtenue. Toute la portion intermédiaire à ces deux points est inutile à percuter. Elle fournirait bien évidemment la matité splénique.

De plus, supérieurement, on frappera, à coups forts, pour obtenir une percussion profonde, et pour ne pas être trompé par la sonorité de la lame pulmonaire qui s'interpose entre la paroi thoracique et la rate.

Au contraire, inférieurement, on pratiquera une percussion légère, superficielle, la rate est sous la paroi et derrière elle se trouvent l'estomac et les intestins, dont la sonorité tromperait, si on pratiquait une percussion forte.

De cette manière, on pourra délimiter exactement la rate et on sait combien ce signe est précieux en clinique.

PHARYNGITE.

Le Gendre.

Pharyngite diphtérique. — Pratiquer des attouchements avec des solutions iodo-iodurées.

S'il y a des végétations adénoïdes du pharynx nasal, il faut les enlever.

PHTISIE PULMONAIRE.

Germain Sée.

Traiter les phtisiques par les atmosphères artificielles sous pression; pendant trois à six heures par jour, le malade doit rester dans un appareil à air comprimé contenant des fumigations de créosote et d'eucalyptus.

Sous l'influence de ce traitement, la maladie reste réduite à l'état local, qui ne disparait pas, mais qui est enrayé. L'atmosphère créosotée sous pression constitue donc un moyen non de guérison définitive, mais d'arrêt complet de la maladie.

On constate le retour complet à la santé générale, c'est-à-dire le retour de l'appétit, des digestions, des forces et de l'embonpoint, la disparition de la fièvre et de la toux, une modification quantitative et qualitative des crachats, et enfin l'absence de toute congestion, de toute bronchite et de toute hémorragie pulmonaire.

On peut considérer cette méthode comme une antisepsie générale et surtout broncho-pulmonaire, comme un moyen inoffensif et à peu près certain de faire vivre les phtisiques, même arrivés au degré de ramollissement des tubercules.

Prescrire :

> Iodure de potassium.... 1 gr. 50 à 2 gr.
> Extrait thébaïque............... 0 — 05

à prendre en un jour.

Potain.

Entérite et diarrhée des phtisiques. — I. TRAITEMENT PROPHYLACTIQUE. — Faire l'éducation des malades pour les empêcher d'avaler leurs crachats. Ces derniers doivent être reçus dans un crachoir humide, qui est nettoyé par un lavage à l'eau bouillante. Il est très dangereux de laisser les produits de l'expectoration se dessécher à l'air libre.

Éviter de prendre des aliments où peuvent se trouver des bacilles. C'est le lait qui est surtout à redouter ; on peut éloigner tout danger en le faisant bouillir.

II. TRAITEMENT SYMPTOMATIQUE. — Le traitement médical est difficile, pénible, surtout quand la diarrhée devient colliquative.

Au début, choisir les aliments, en évitant de fatiguer l'estomac. Bien que la suralimentation donne quelquefois des succès, elle ne réussit que quand les substances alimentaires sont absorbées. Mesurer la capacité digestive de chaque malade et rechercher de même, pour chacun d'eux, les aliments qui conviennent le mieux. Une mastication suffisante est nécessaire. D'une manière générale, éviter les aliments qui contiennent une grande quantité de fibres et choisir surtout les purées et les féculents.

Quand cela ne suffit pas, chercher à arrêter la diarrhée par des moyens artificiels. La pancréatine peut être utile pour aider la digestion ; de petites quantités suffisent, car il semble qu'il s'agisse d'une mise en train de l'acte digestif. Y joindre les amers.

En tête des agents médicamenteux proprement dits, se place le tannin. Son seul inconvénient est qu'il irrite l'estomac ; de plus, il a quelquefois un goût détestable, lorsqu'il est préparé à l'éther. Le goût spécial manque dans le tannin à l'alcool, que l'on doit employer en solution aqueuse assez étendue, 2 pour 100. Une cuillerée à café de cette solution contient 0 gr. 10 de tannin. Atteindre par jour 50 centigrammes, 1 gramme et quelquefois plus. Donner ce médicament en plusieurs fois, dans de la tisane de fleurs d'oranger, qui masque le goût.

Mais les malades se fatiguent vite, quand le succès n'est pas immédiat ; aussi emploiera-t-on comme succédanés le cachou, le ratanhia, la bistorte, le kino, etc., qui ont une action analogue.

Quand l'acidité de l'estomac est exagérée, l'eau de chaux est utile, à la dose de 100, 150, 200 grammes par jour ; elle a une action spéciale.

Un agent pour ainsi dire indispensable est l'opium. Il calme l'irritation, modère le flux et fait disparaître la douleur.

Quand on le donne par le rectum, choisir le laudanum.

Quand on le donne par l'estomac, recourir aux vieilles préparations opiacées, la thériaque et le diascordium.

L'action thérapeutique isolée des substances, qui entrent dans leur composition à côté de l'opium, est nulle, et pourtant avec l'opium sous forme solide, on produit une action intestinale bien distincte de l'action soporifique, due à l'opium en préparations liquides. Sous cette forme, l'opium s'absorbe plus lentement et parcourt le tube digestif jusqu'à son extrémité, à cause de sa consistance.

La même observation s'applique au diascordium.

On obtient de meilleurs effets de la thériaque que du laudanum.

Le diascordium est un peu plus astringent. On le donne souvent mélangé au sous-nitrate de bismuth qui agit par absorption.

Quand les phénomènes de phlegmasie dominent, révulsifs cutanés : badigeonnages de teinture d'iode, cataplasmes sinapisés et même vésicatoires.

Gastropathies des tuberculeux. — Au point de vue clinique, il faut distinguer : la *dyspepsie initiale* ou *prémonitoire* (syndrome gastrique initial de Marfan), la *gastrite terminale* et les *gastropathies* par compression du pneumogastrique (Guéneau de Mussy).

D'où, des indications thérapeutiques différentes à remplir.

I. *Dyspepsie prémonitoire.* — Trois symptômes dominateurs : la perte d'appétit complète ou partielle; la douleur stomacale à forme gastralgique; la flatulence et les régurgitations, symptômes auxquels la toux suivie de vomissements s'ajoute bientôt.

1° Contre l'*inappétence*, prescrire les amers : colombo, gentiane, noix vomique, etc. La formule favorite est une mixture ainsi composée :

Teinture de colombo.......... } àà 4 gr.
  —   de gentiane.......... }
  —   de noix vomique...... ... 1 —

Dose : avant chaque repas, V à XX gouttes, dans une petite quantité de liquide.

Il faut faire ingérer les amers quand l'estomac est à jeun, avant les repas conséquemment, si on veut combattre l'atonie de cet organe. Leur emploi est, au besoin, complété par celui des ferments digestifs : la pepsine, la pancréatine et par l'administration des acides minéraux.

Donner ces derniers après les repas : l'acide chlorhydrique, à la dose de 11 gouttes ; l'acide phosphorique par prises de 2 grammes et sous la forme de phosphate acide de chaux.

2° Contre la *douleur stomacale*, prescrire la morphine en pilules, ou bien, quoique ce remède soit moins fidèle, la teinture de belladone. L'opium a l'inconvénient d'augmenter la constipation, déjà exagérée chez ces malades.

3° Contre la *flatulence* et les *régurgitations*, employer le charbon pulvérisé, seul ou associé au sous-nitrate de bismuth. Prescrire ce médicament, non point comme un absorbant, mais à titre de modificateur de la muqueuse gastrique. L'action qu'il exerce sur celle-ci est une action de contact. Il faut donc l'ordonner par petites prises répétées, et l'estomac étant vide, c'est-à-dire dans l'intervalle des repas.

4° Contre les *vomissements*, les inhalations d'oxygène constituent une médication utile, quand les remèdes précédents ont échoué.

De même, l'alimentation par la sonde, mais sans aller jusqu'à la suralimentation, rend aussi des services quand l'amaigrissement menace et que la répétition des vomissements conduit le tuberculeux à une fatale inanition.

II. *Gastrite terminale des phtisiques.* — L'intervention des moyens médicamenteux est infidèle. Il faut ménager l'estomac qui est peu tolérant; les acides, les amers et la suralimentation par les poudres de viande échouent.

Le praticien est réduit à calmer, s'il le peut, la douleur et à lutter contre la dénutrition.

D'ordinaire, le régime lacté réussit le mieux, et encore, à condition de n'en point forcer les doses, d'additionner le lait avec de l'eau de chaux ou du bicarbonate de soude. et d'en fractionner les doses, en les faisant suivre par l'administration de la pancréatine.

Comme calmant, la morphine, et en plus, quoique ce moyen soit moins fidèle, la révulsion épigastrique par le vésicatoire temporaire ou les pointes de feu.

A cette période, il faut savoir se borner et user de tact thérapeutique.

III. *Gastropathies par compression du pneumogastrique.* — Elles ne sont justiciables que de la révulsion. Les moyens médicamenteux échouent; cela s'explique : il ne s'agit plus de modifier des lésions gastriques; il faut frapper ailleurs.

Appliquer un vésicatoire sur le point où la matité est la plus intense. Rapidement, dans les cas heureux, les quintes de toux et les vomissements s'atténuent; l'alimentation est tolérée; mais, pour compléter ces premiers effets thérapeutiques, pour les continuer, il faut répéter la révulsion. On y arrive par des cautérisations renouvelées, qui réduisent les amas ganglionnaires comprimant et irritant le pneumogastrique.

En résumé, le traitement raisonné des gastropathies

des tuberculeux n'est point seulement affaire de tact thérapeutique, c'est aussi question de tact diagnostique.

Sueurs des phtisiques. — Prescrire le phosphate de chaux tribasique, à la dose de 4 grammes, en deux fois, à un quart d'heure d'intervalle, vers les 3 heures de l'après-midi.

Ch. Bouchard.

I. TRAITEMENT. — Parmi tous les remèdes proposés contre la phtisie pulmonaire, ce que nous avons de moins mauvais, c'est la créosote.

On détermine le pouvoir toxique de la créosote, par l'injection intra-veineuse d'une solution dans l'eau alcoolisée à 1/1000ᵉ : il faut 17 millimètres cubes de créosote par kilogramme pour tuer un lapin; par l'injection sous-cutanée d'une solution huileuse de créosote, il faut pour tuer 1 kilogramme d'animal une dose 19 fois plus forte. On peut sans danger injecter tous les jours à un lapin 25 millimètres cubes par kilogramme en solution huileuse au 1/4. Cette dose quotidienne, qui est sans danger pour l'animal, équivaut à 15 grammes pour un homme de 60 kilogrammes. On ne prescrira jamais chez l'homme plus de 3 grammes de créosote par jour.

Pour administrer la créosote par la voie stomacale, prescrire des pilules créosotées, ainsi composées :

<pre>
Nº 1. Créosote de hêtre............ 10 gr.
      Poudre de savon amygdalin,
            séchée à l'étuve .... 25 —
</pre>

Pour 100 pilules. La dose quotidienne est de 50 à 80 centigrammes. Une pilule toutes les deux heures; 8 à 10 par jour.

Dans certains cas à évolution rapide, élever la dose progressivement jusqu'à 3 grammes par jour.

N° 2. Créosote de hêtre .... 4 gr.
     Baume de Tolu............. 7 —
     Térébenthine de mélèze...... 1 —
     Acide benzoïque........... Q. S.

Diviser en 80 pilules; prendre 10 pilules par jour, ce qui fait 0 gr. 50 de créosote par jour.

La forme pilulaire n'est pas toujours très favorable : il arrive souvent que les pilules traversent le tube digestif comme un corps étranger. Il faut alors se servir des solutions (huiles ou alcooliques) :

N° 1. Créosote de hêtre.... 50 gr.
     Huile de foie de morue   Q. S. pour 1 litre

Une ou deux cuillerées, matin et soir; chaque cuillerée contient 0 gr. 75 de créosote.

On a remplacé l'huile de foie de morue, qui peut inspirer du dégoût, par l'huile de faines ou par la glycérine.

On peut aussi inclure l'huile de foie de morue créosotée dans des capsules.

N° 2. Créosote............... 13 gr. 50
     Teinture de gentiane.... 30 —
     Alcool à 80°........... 250 —
     Vin de Malaga........ Q. S. p. 1 litre

Une cuillerée à soupe renferme 20 grammes de créosote; on en doit administrer 5 ou 6 par jour; chaque fois la solution doit être délayée dans une certaine quantité d'eau; sans cela, elle est irritante pour l'estomac.

II. PROPHYLAXIE. — Il faut élever le taux de la vitalité du malade par une hygiène bien entendue.

On atteindra ce but, par une éducation dont le plan sera conforme aux exigences du développement et de la croissance.

On l'atteindra par la vie au grand air, par une alimentation appropriée, comme qualité et comme quantité, aux besoins si personnels de chaque individu.

Ce but, on l'atteindra encore par les soins qu'on prendra de la peau, cette grande surface nerveuse dont les incitations retentissent avec tant d'énergie sur la nutrition générale. C'est par l'intermédiaire de la peau que les bains sulfureux et surtout les bains salés stimuleront l'action trophique du système nerveux, et feront d'une vitalité inférieure une vitalité meilleure et plus résistante.

Tarnier.

Phtisie et grossesse. — Déconseiller le mariage à une phtisique, surtout avant 30 ans.

Si elle est mariée, déconseiller la grossesse.

Si elle est enceinte, l'utilité de l'accouchement prématuré est douteuse, ne pas le conseiller.

Si la femme meurt sans être accouchée, opération césarienne ou accouchement forcé *post partum*.

Si elle est accouchée, déconseiller l'allaitement.

Jaccoud.

La phtisie est curable à toutes ses périodes ; voilà la notion féconde qui domine toute l'histoire de la maladie ; qui doit inspirer et diriger incessamment l'action médicale. L'incurabilité proclamée par Laënnec et ses successeurs immédiats, est démentie par l'anatomie pathologique; elle est démentie par l'observation clinique; il ne faut plus se laisser influencer par cette condamnation qui n'est plus qu'un souvenir historique. Il faut lutter, en un mot, lutter toujours avec l'inébranlable confiance que le médecin puise dans la notion de la curabilité; l'ennemi peut être vaincu, voilà l'idée mère qui doit soutenir les efforts; cette conviction, est la première condition du succès, car le manque de foi engendre l'inertie thérapeutique.

I. **Traitement médical**. — 1o *Potions*. — Prescrire l'acide salicylique pendant trois jours consécutifs : le premier jour, 2 grammes; le second, 150 centigrammes; le troisième, 1 gramme, par prises de 50 centigrammes en l'espace d'une heure, avec un verre de liquide alcoolisé pour mieux dissoudre l'agent, empêcher l'irritation locale et accroître la diurèse. L'acide salicylique, dont le pouvoir antifébrile se chiffre par rapport à la quinine, dans les proportions de 1 à 4, mais dont le pouvoir antiputride et antiseptique est considérablement plus manifeste — considération qui donne à l'acide salicylique sa prévalence sur l'alcaloïde du quinquina — l'acide salicylique devrait toujours être employé de préférence.

Il faut terminer l'administration des médicaments *per os*, au moins quatre heures avant le retour de l'abcès fébrile, parce que l'action antithermique, quoique débutant trente ou quarante minutes après l'ingestion du remède, n'est complète que trois ou quatre heures après.

Si l'estomac tolère mal l'acide salicylique, on donne le salicylate de soude, *mais à doses doubles*, 4, 3 et 2 grammes. *La fièvre de résorption* est ainsi plus sûrement combattue et arrêtée. Le salicylate est très efficace dans cette fièvre, et, s'il échoue, c'est que la fièvre relève non pas de la résorption d'éléments putrides, mais de la production des tubercules, de l'inflammation ou de l'ulcération. Son insuccès servirait donc de critérium diagnostique.

Si pour cette fièvre de résorption, l'acide salicylique ou le salicylate de soude — ce dernier, toutefois, est moins antiseptique—ne sont pas tolérés, il faut recourir au bromhydrate de quinine. Prescrire ce dernier sel à la dose de 1 gr. 50, le premier jour ; 1 gramme, le second ; 50 centigrammes, le troisième jour.

2° *Injections.* — Si l'on redoutait l'intolérance gastrique, on injecterait une solution de bromhydrate de quinine, à raison de 0 gr. 20 par gramme d'eau distillée ; le pouvoir thérapeutique de l'injection est à celui de l'absorption de ce sel *per os* comme 5 à 2 ; donc trois injections le premier jour, deux le second, une le troisième.

On peut aussi, avec succès, injecter la solution de salicylate de soude, à raison de 75 centigrammes, au moyen d'une seringue de Pravaz de la contenance d'un gramme. Injecter une seringue dans chaque bras (soit 1 gr. 50). L'absorption est beaucoup plus lente et les effets plus tardifs pour ce sel que pour le bromhydrate de quinine.

Faire suivre cette médication d'un intervalle de repos ; la durée du repos doit être généralement de trois jours.

Nouvelle reprise dans les mêmes conditions et nouveau repos.

On revient à ce traitement périodique pendant trois, quatre, six semaines, au besoin.

L'injection doit pénétrer en dessous de la peau et non dans le derme, et cela pour assurer l'absorption, éviter la douleur et les abcès consécutifs. On fait un pli à la peau pour faire pénétrer l'aiguille. Cette médication hypodermique se pratique cinq heures avant l'exacerbation fébrile présumée.

II. Traitement climatothérapique. — L'agent climat, comme les autres agents thérapeutiques, a ses indications et ses contre-indications ; l'altitude étant, pour une localité donnée, un élément constant, indépendant des saisons, il n'y a pas lieu de limiter l'emploi des climats élevés à une saison exclusive, il y a pour la pratique médicale un parallélisme aussi rigoureux que possible entre les groupes pathologiques et les groupes climatériques.

1° *Traitement curateur.* — Les stations d'altitude conviennent aux phtisiques à réaction torpide ou indifférente, lorsque la maladie, d'allure chronique, a évolué sans épisodes aigus notables ou fréquents, lorsque les lésions sont circonscrites, lorsque les malades ne présentent aucune détermination sérieuse sur le larynx, l'intestin ou les reins, et qu'ils sont encore éloignés de la phase consomptive.

Dans ces cas bien définis, cette méthode de traitement ne trompera pas l'attente du médecin ; elle est supérieure à toute autre par sa puissance curative, et le résultat est d'autant plus prompt et d'autant plus solide, que la maladie est moins avancée et moins ancienne.

2° *Traitement préventif ou prophylactique.* — Le climat des hauteurs est l'agent par excellence. Le mode d'application est contenu dans cette formule aussi nette que concise :

Pendant l'été, altitudes fortes ; pendant l'automne et l'hiver, altitudes faibles, présentant néanmoins les caractères hivernaux du climat de montagne.

La résidence estivale assure au maximun la restauration constitutionnelle, l'activité de la circulation pulmonaire, l'expansion du thorax et des poumons, et cela sans influence notable ; la résidence hivernale maintient et accentue ces effets ; elle les produit plus lentement, si elle intervient la première, et cela sans les inconvénients éventuels des températures très basses.

Séjour dans l'Engadine, le Tyrol, quand la tuberculose est menaçante;

A Pau, Madère, Menton, quand elle est effectuée.

Conseiller les eaux sulfureuses : Cauterets, Eaux-Bonnes, dans les formes torpides, sans hémoptysie ni inflammation fébriles ;

Les eaux arsenicales : Royat, Mont-Dore, dans le cas contraire.

III. PROPHYLAXIE — Pour combattre l'insuffisance et l'inertie fonctionnelles du poumon que présentent habituellement les prédisposés, recommander l'aérothérapie.

Conseiller des exercices respiratoires, faire faire des séries d'inspirations et d'aspirations forcées.

Gastrite des phtisiques. — A la période de la gastrite terminale, la diététique constitue tout le traitement ; on prescrira le lait (lait de vache, lait d'ânesse), le kéfir n° 3, quelques potages avec un peu de purée de viande ou de farineux.

La gelée de viande bien préparée, sans colle de poisson, ni gélatine, nourrit sans fatigue, et si l'on a soin de la faire aromatiser avec du jus d'orange ou de citron, elle est agréable à prendre, et laisse dans la bouche une impression de fraîcheur qui atténue un peu l'ardeur produite par la fièvre.

Prescrire le lavage de l'estomac ou la suralimentation.

Dyspepsie des phtisiques. — L'huile de foie de morue est mal tolérée par les phtisiques qui présentent de la dyspepsie ou de la fièvre.

Dans ce cas, la remplacer par la glycérine, qui doit à son caractère d'alcool d'être bien digérée dans l'état de fièvre. La glycérine, alcool polyatomique, est, comme tous les alcools, un agent d'épargne ; elle a des effets eutrophiques indiscutables ; son usage augmente le poids du malade. Prescrire tous les jours :

Glycérine....	40 gr.
Essence de menthe.	1 goutte
Cognac ou rhum.......	10 gr.

Le malade prend cette préparation en deux ou trois fois, soit au moment des repas, soit dans l'intervalle..

Phtisie aiguë galopante ou tuberculose miliaire aiguë. — Prescrire *largà manu* l'acide salicylique et le bromhydrate de quinine.

Pour favoriser la décongestion et lever la dyspnée, appliquer de larges vésicatoires sur la poitrine et des ventouses sèches en grand nombre sur le ventre, les cuisses et les mollets.

Pratiquer des lotions avec du vinaigre aromatique, répétées quatre à huit fois dans la journée et appliquées à tout le corps,

Contre les accidents péritonéaux révélés par la douleur, la sensibilité au toucher, le météorisme, la paresse du diaphragme, appliquer de la glace sur l'abdomen.

Peter.

Ne pouvant guérir le phtisique, il faut l'aider à survivre à ses lésions.

I. TRAITEMENT. — Prescrire les révulsifs et une médication capable de ménager l'estomac, qui est « la sauvegarde du phtisique ». Les injections hypodermiques de gaïacol présentent à ce point de vue une réelle valeur. La formule est la suivante :

```
Huile stérilisée.....................  100 gr.
Gaïacol.............................   30 —
Iodoforme..........................    5 —
```

On injecte, par seringue, 50 centigrammes de gaïacol.

S'assurer toujours, avant de pousser l'injection, que de la canule, il ne s'écoule pas de sang. Le gaïacol agit comme tous les balsamiques ; il s'élimine par les voies aériennes, d'où action substitutrice sur le poumon. C'est de la même façon qu'agit l'hydrogène sulfuré contenu dans les eaux sulfureuses. A la suite de cette élimination, la sécrétion catarrhale diminue et même disparaît. L'hypérémie dépasse quelquefois le but et on a alors des hémoptysies ou seulement une sorte de fièvre inflammatoire.

Ce qui n'est pas à dédaigner dans le traitement par le gaïacol, c'est une augmentation de l'appétit.

Il est préférable à la créosote, en ce qu'il s'administre à plus faibles doses.

II. Hygiène. — Séjour à la campagne des enfants issus de tuberculeux ; endurcissement contre le froid, ablutions et douches froides ; air pur, non confiné ni ruminé.

III. Prophylaxie. — Faire de l'enfant un petit paysan, changer la vie urbaine pour la vie agreste, la vie dans les chambres pour la vie dans les champs, la privation de soleil pour l'exposition au soleil, remplacer la crainte du froid par sa recherche, les bains chauds par les bains de rivière, le repos par l'activité, les exercices intellectuels par les exercices musculaires, en un mot, vivre de la vie naturelle : là est en réalité la vraie prophylaxie.

Hayem et Mathieu.

I. Traitement médical. — Huile de foie de morue, glycérine, arsenic, créosote.

Quinine, contre la fièvre.

Atropine, contre les sueurs.

Cocaïne, lavage de l'estomac, suralimentation, contre les vomissements et la dénutrition.

Vésicatoires, pointes de feu, teinture d'iode.

II. Régime. — Séjour près de la mer, seulement en l'absence de la fièvre.

Gastralgie nerveuse des phtisiques. — Elle est indépendante de l'hyperchlorhydrie et justiciable, s'il existe de la constipation, des laxatifs (magnésie, cascara, séné, etc.), et dans tous les cas, de l'antisepsie gastro-intestinale :

Salicylate de bismuth.	0 gr. 50
Bicarbonate de soude	0 — 60
Benzo-naphtol.	0 — 30
Charbon pulvérisé	0 — 15

F. s. a. — Pour 1 cachet; 1 cachet, avant chaque repas.

Ou bien :

Salol	0 gr. 40
Charbon pulvérisé	0 — 15

F. s. a. — Pour 1 cachet: 1 cachet avant chaque repas.

Une heure après celui-ci, administrer une cuillerée à soupe d'une potion éthérée et bromurée :

Bromure de sodium	10 gr.
Eau distillée de fleurs d'oranger.	30 —
Éther sulfurique.	2 —
Eau distillée	120 —

Grancher.

La dose minima d'huile de foie de morue doit être de quatre cuillerées à soupe par jour, et on doit inciter les malades à en prendre dix à douze cuillerées.

En général, on n'administre l'huile de foie de morue que pendant l'hiver.

Lannelongue.

Pour traiter les tuberculoses chirurgicales, on injecte autour des lésions bacillaires une solution de

9.

chlorure de zinc qui a une action sclérosante puissante; il se produit ainsi une barrière fibreuse qui
isole complètement le tissu malade.

On peut traiter les phtisiques par la même méthode : injecter dans le poumon, à travers le deuxième
espace intercostal, II gouttes d'une solution de chlorure de zinc à 1/40°; l'injection ne provoque qu'un
peu de toux.

Debove.

Phtisie chronique. — I. TRAITEMENT. — La thérapeutique idéale de la phtisie consisterait à traiter
cette maladie à l'aide d'un parasiticide agissant à
l'intérieur, comme on traite la gale ou la teigne, à
l'aide de parasiticides externes. Il faudrait trouver
une substance qui, sans nuire à l'organisme support,
devînt nuisible pour le parasite; mais le parasiticide
du bacille tuberculeux reste encore à trouver.

Que le tuberculeux se méfie de ces traitements tout
d'une pièce tant prônés dans les journaux, et même
par certains médecins.

II. RÉGIME. — Ce serait une erreur de croire que
la nourriture qui convient à l'appétit moyen d'un
homme bien portant suffit pour traiter un tuberculeux. Ce qu'il lui faut, ce n'est pas seulement l'alimentation qui entretient, c'est la suralimentation qui
modifie, c'est, si l'on peut ainsi dire, l'alimentation à
dose thérapeutique.

Un tuberculeux qui mange et gagne des forces
sans recourir à aucun médicament, a plus de chances
de se guérir que celui qui, tout en employant les
traitements les plus rationnels, mange mal, maigrit et
s'affaiblit.

Introduire dans l'alimentation des phtisiques l'usage des poudres de viande, obtenues avec la chair musculaire, privée de graisse et de tendons, puis séchée et pulvérisée.

Pour faire prendre la poudre de viande, délayer une dose de poudre dans une petite quantité de lait, pour former une pâte bien liée (précaution nécessaire, sans quoi on aurait des grumeaux). Puis, ajouter la quantité de lait nécessaire pour que le mélange soit bien liquide, le sucrer et ajouter une liqueur quelconque au gré du malade, en ayant soin de choisir de préférence les liqueurs les plus aromatiques et les plus alcooliques. On peut mettre 50 grammes de poudre dans un bol de lait, et il est facile de faire prendre, dans les vingt-quatre heures, quatre ou cinq rations semblables, représentant 80) grammes ou 1 kilogramme de viande.

Cette méthode rend chaque jour les plus grands services. En effet, la poudre de viande représente sous un très petit volume une grande quantité de viande normale : 300 grammes de poudre de viande correspondent à 1,200 ou 1,500 grammes de chair musculaire de bœuf.

La poudre de viande conservée a souvent une odeur et un goût désagréables, qu'on peut lui faire perdre en l'étalant à l'air sur une feuille de papier.

Pour la plupart des malades, la poudre de viande se prend dans du lait, du bouillon, des potages, avec l'alimentation normale; si le dégoût du malade est trop grand, on la lui administre, mélangée à du lait, par la sonde.

Conseiller les purées de féculents dans du lait. La fécule soluble, administrée aussi dans du lait, donne de bons effets.

III. TRAITEMENT PROPHYLACTIQUE. — Il se résume en ces deux formules générales :

1º Modifier le terrain, de façon à le rendre moins

apte au développement du parasite, si l'inoculation venait à se produire;

2° Éviter les causes de contagion, en appliquant plus sévèrement encore cette règle aux individus qui paraissent héréditairement ou accidentellement prédisposés à la tuberculose.

Diarrhée des phtisiques. — On fera suspendre l'usage de l'huile de foie de morue et de la créosote; on donnera des œufs à la coque, du riz, du macaroni; on fera boire du thé, puis on administrera une potion contenant de l'opium et du sous-nitrate de bismuth ou des poudres inertes, telles que la poudre de talc.

On devra aussi diminuer l'alimentation et surtout la restreindre à la poudre de viande, donnée à la dose de 60 grammes par jour. La règle qui doit, en effet, diriger le médecin dans le traitement des diarrhées est la suivante : donner l'aliment le plus facile à digérer, et à la plus petite dose possible, suffisante toutefois pour l'entretien de l'individu.

Vomissements des phtisiques. — Lavage de l'estomac et suralimentation.

Landouzy.

Sueurs des phtisiques. — Saupoudrer, deux fois par jour, les parties du corps inondées par la sueur, avec :

Acide salicylique.	10 gr.
Talc.	90 —

Toux des phtisiques. — Recourir à l'injection sous-cutanée d'eau pure stérilisée. L'injection est pratiquée dans la région sous-claviculaire ou cervicale, le plus près possible des points où les malades localisent les picotements qui précèdent la toux. Cette pratique

a souvent pour effet de calmer la toux très rapidement et très sûrement; et elle est absolument inoffensive.

Dujardin-Beaumetz.

I. TRAITEMENT. — Donner les toniques, les analep-
tiques, les expectorants, les balsamiques.

II. RÉGIME. — Faire vivre les malades dans un
milieu dont les fenêtres restent ouvertes jour et nuit.
Ils sont donc au grand air, dans les mêmes conditions
que les marins et les peuples sauvages, chez lesquels
la tuberculose est inconnue.

Être prudent dans un semblable traitement, les malades étant habitués à un milieu confiné.

Ne pas soumettre brusquement les tuberculeux à
ce système d'aération permanente, les faire arriver
progressivement, par l'accoutumance et par des dis-
positifs spéciaux, à cette réglementation de l'air.

Ne pas abandonner les malades à la seule action de
l'air; il y a quelques indications à suivre, à titre
d'adjuvants de la cure.

Les faire bénéficier des avantages de la suralimentation, ainsi que de tous les moyens hygiéniques dont
on dispose.

Expectoration des phtisiques. — Si les alcooliques
ne sont point contre-indiqués, on peut employer le
rhum créosoté, ou le vin créosoté :

Créosote de goudron de hêtre	3 gr.
Alcool	100 —
Vin de Banyuls.	300 —
Sirop de sucre	100 —

La dose d'une cuillerée à soupe, matin et soir, dans
un verre d'eau édulcorée avec du sirop de groseilles,
est trop faible; il faut au moins 3 cuillerées à soupe
par jour.

Si le dégoût du malade est invincible, on aura recours aux capsules d'huile de foie de morue créosotée.

Ces diverses préparations doivent être administrées au moment des repas, et supprimées immédiatement, si elles déterminent de l'anorexie ou de la diarrhée.

Phtisie chronique. — Prescrire :

Phosphate de soude........	6 gr.
— de potasse.............	3 —
Vin de Banyuls................	200 —
Sirop d'écorces d'orange...........	50 —

Un verre à liqueur, à la fin de chaque repas.

Bucquoy.

MÉDICATION STIBIÉE. — 1° *Indications.* — Parmi les médications qui trouvent leur emploi dans la phtisie pulmonaire, la médication stibiée est d'une efficacité réelle, dans certaines formes fébriles avec complications, congestions ou inflammations pulmonaires, particulièrement dans la période intermédiaire du premier et du deuxième degré de la phtisie, époque où s'observe le plus souvent l'état fébrile distinct de la fièvre hectique, qu'il rappelle par plus d'un symptôme.

La médication stibiée fait encore merveille dans les formes plus lentes, dans les cas où l'élément fébrile se manifeste, accidentellement ou d'une manière plus ou moins persistante, à une période plus ou moins avancée de la maladie.

Un foyer de ramollissement à l'un des sommets, pourvu qu'il soit circonscrit, une broncho-pneumonie limitée ne sont pas des contre-indications. Toutefois, il est évident que les chances de succès seront d'autant moindres que la lésion sera plus étendue et plus avancée et l'état général moins satisfaisant.

En un mot, le traitement stibié trouve ses indications dans les périodes peu avancées de la phtisie, et lorsque l'état fébrile répond à des poussées congestives plus ou moins étendues.

2° *Contre-indications.* — Mais la médication stibiée ne convient pas aux phtisies aiguë, granuleuse et galopante.

3° *Mode d'administration.* — Prescrire la dose quotidienne de 5, 10 ou 15 centigrammes pendant plusieurs semaines, sans jamais dépasser 15 centigrammes. Le véhicule le plus convenable est le julep gommeux.

```
Julep gommeux..................   100 gr.
Sirop diacode ou sirop de morphine.   30 —
Tartre stibié............   0 gr. 10 à 0 — 15
```

Une cuillerée à soupe toutes les deux heures, sauf au moment des repas.

La tolérance est facilement obtenue, si l'on ajoute au médicament une petite dose d'opium ou d'eau de laurier-cerise et si l'on évite les tisanes et les boissons abondantes.

Après la deuxième ou troisième cuillerée de potion, il survient parfois des vomissements et de la diarrhée ; mais la tolérance ne tarde pas à s'établir.

Du reste, quelques vomissements ou des nausées ne peuvent avoir qu'un effet décongestionnant sur le poumon.

En cas de vomissements persistants, ou de diarrhée continue, il faut y renoncer absolument.

La médication peut être continuée sans inconvénient pendant un mois, si l'on a soin d'abaisser la dose à 5 centigrammes.

Quand cette médication est bien supportée, la fièvre s'abaisse, la congestion diminue, l'appétit renaît.

On obtient parfois des améliorations surprenantes.

Albert Robin.

On n'emploie pas, d'ordinaire, les ferrugineux, dans les cas de phtisie, et on a raison, car ces médicaments peuvent provoquer des hémoptysies.

Mais cette règle n'est pas absolue; quand on a affaire à un tuberculeux qui présente une anémie très prononcée et peu de phénomènes pulmonaires, il y a avantage à associer le fer aux arsenicaux. Ordonner, dans ce cas, les pilules suivantes :

Arséniate de soude	0 gr. 0002
Magnésie calcinée...............	0 — 10
Tartrate ferrico-potassique	0 — 10
Rhubarbe pulvérisée	0 — 09
Extrait de quinquina	Q. S.

Pour une pilule. — Une de ces pilules, avant les deux principaux repas.

A la fin des repas, prescrire en même temps, comme tonique strychnique, le mélange suivant :

Élixir stomachique de Stoughton		
Teinture de noix vomique	}	àà 5 gr.
— de badiane		

VI gouttes après les deux principaux repas,

Polyurie des phtisiques. — Au début, il s'agit d'une polyurie phosphaturique, qui devient quelquefois permanente et prémonitoire d'une tuberculose rénale.

Les médicaments qui semblent avoir la meilleure influence sont l'antipyrine et l'ergotine, associées à l'acide gallique.

Oligurie des phtisiques. — Les oliguries réclament presque toutes l'emploi du régime lacté. On pourra y adjoindre parfois des lavements à l'hydrogène sulfuré.

Sueurs nocturnes des phtisiques. — On sait combien les tuberculeux souffrent parfois des sueurs profuses qui les tourmentent, surtout durant la nuit.

Bien des procédés ont été préconisés, depuis l'atropine jusqu'à l'ergotine. Voici une préparation qu'on peut employer généralement avec succès :

    Poudre d'agaric du chêne.......   0 gr. 50
    Oxyde de zinc. ....   0 — 10
    Poudre de camphre ....   0 — 02

Pour faire un cachet, que le malade prendra le soir, au moment du coucher.

Tapret.

La créosote fatigue les voies digestives.

Faire des pulvérisations de créosote; à l'aide d'un pulvérisateur à vapeur, répandre dans la chambre du malade, pendant plusieurs heures, la solution suivante :

    Crésote.........................   10 gr.
    Alcool., ...   200 —
    Glycérine.......................   20 —
    Eau ....   770 —

Il vaut encore mieux faire des inhalations de vapeurs créosotées sous pression. Il est rare, en effet, que par les inhalations simples et par les pulvérisations, le remède pénètre dans les profondeurs du poumon et soit absorbé en quantité suffisante. Les inhalations sous pression répondent à ces desiderata.

Dans une cloche de 12 mètres cubes où le malade est placé, on comprime l'air à un tiers ou une moitié d'atmosphère ; l'air, avant d'être poussé dans la cloché à l'aide d'une pompe foulante, traverse un barboteur contenant 5 litres de créosote, puis un autoclave rempli de copeaux de hêtre imbibés de créosote. Le malade reste chaque jour dans la cloche pendant quatre heures.

Cette méthode donne de bons résultats. Elle présente l'avantage de faire absorber la créosote plus sûrement que par les inhalations ou les pulvérisations simples; et elle joint les effets bienfaisants de la pneumothérapie à ceux de l'antisepsie respiratoire.

Labadie-Lagrave.

Pratiquer des injections de gaïacol :

Huile stérilisée.....................	100 gr.
Gaïacol...........................	5 —
Iodoforme......................	1 —

Injecter tous les jours de 2 à 3 centimètres cubes de cette solution, soit 10 à 15 centigrammes de gaïacol. Avec cette dose, on a constaté une expectoration moindre, le desséchement des bronches, la cessation ou la diminution de la fièvre et des sueurs.

E. Gaucher.

Lorsqu'on fait absorber de l'acide borique à un phtisique. on retrouve des traces très appréciables de ce corps dans les produits de l'expectoration. D'autre part, on rend des lapins réfractaires à la tuberculose. en leur faisant ingérer de l'acide borique. On peut donc administrer aux phtisiques de 1 à 4 grammes d'acide borique par jour par la voie gastrique (en cachets ou en solution à 5 pour 100, avec de la glycérine, à prendre au moment du repas).

Tenneson.

Sueurs des phtisiques — On donne 1 gramme ou 2 grammes d'ergot de seigle ou mieux on injecte sous la peau 1 gramme d'ergotine, une demi-heure avant l'apparition des sueurs.

Ce traitement supprime la sueur non seulement pour un jour, mais pendant huit jours, quinze jours et plus.

Marfan.

Dyspepsie des phtisiques. — On ne peut fixer à l'avance ni le régime, ni les remèdes qui conviennent à l'estomac des phtisiques. Chaque malade à sa formule gastrique qui peut varier suivant la période du mal. C'est tantôt le traitement de l'hyperpepsie, tantôt celui de l'hypopepsie, tantôt celui de la dilatation de l'estomac, tantôt celui des fermentations putrides qu'il faut mettre en œuvre. La suralimentation n'est légitime que lorsque le suc gastrique n'est pas trop insuffisant.

La seule indication thérapeutique spéciale à la dyspepsie des phtisiques, c'est celle qui découle de la fréquence des vomissements; celle-ci nécessite l'emploi des anesthésiques de l'estomac (créosote en solution faible, menthol et eau chloroformée).

Josias.

Les injections sous-cutanées d'huile créosotée sont douloureuses, si la solution est trop concentrée. On peut cependant éviter la douleur provoquée par des solutions fortes, en les additionnant de cocaïne, suivant la formule suivante :

Créosote pure de hêtre........	10 gr.
Oléate de cocaïne.............	0 — 10
Huile d'olives pure stérilisée..	Q. S. p. 80 c c.

On injecte ce mélange en une seule séance; on pratique ces injections tous les deux jours pendant deux mois; et on les reprend ensuite, après un repos plus ou moins prolongé.

PLEURÉSIE.

Germain Sée.

La pleurésie n'est presque jamais une maladie essentielle due au froid, comme on le croyait autrefois. D'après les recherches récentes de bactériologie, elle est 68 fois sur 100, ainsi que je l'avais indiqué, prétuberculeuse ou tuberculeuse.

Malgré cela, la pleurésie, dans ces cas, reste séro-fibrineuse sans purulence, et le liquide inoculé aux animaux tuberculisables reproduit la maladie dans plus de la moitié des cas. Toutefois, la pleurésie séro-fibrineuse est souvent encore de nature microbienne par le fait, soit du bacille typhique, soit du pneumocoque, soit du streptocoque pneumonique.

I. TRAITEMENT INTERNE. — Les médications internes, à savoir les anti-rhumatiques comme le salicylate de soude, les diurétiques comme la digitale, les sudorifiques comme la pilocarpine, les purgatifs diurétiques ou salins n'ont aucune espèce d'action sur la pleurésie.

Le lait lui-même, qui est un diurétique puissant, n'agit ici que comme un aliment facile à digérer et à absorber. La diurèse, en effet, ne s'effectue pas aux dépens du liquide pleural, qui est plus fortement albumineux, plus fibrineux, plus chargé de leucocytes, mais moins hydropisique que tous les autres épanchements de sérosité.

II. TRAITEMENT EXTERNE. — Aucun des états morbides qui sont le fait de la pleurésie ne retire le moindre avantage de la saignée; tous s'aggravent d'emblée par ce moyen.

Dans tous les cas, les révulsifs sont contre-indiqués.

L'expectation est la seule méthode rationnelle, car la pleurésie séro-fibrineuse parcourt régulièrement ses phases dans l'espace de deux à trois semaines ; jusque-là toute intervention est inutile.

Qu'il s'agisse d'une pleurésie microbique ou non, la ponction n'est indiquée qu'au bout de la période cyclique et si l'épanchement reste stationnaire. La ponction, pratiquée à cette époque, selon les lois de l'antisepsie, ne présente aucun danger par elle-même, et elle ne change pas le liquide pleural simple en un liquide purulent; il n'y a pas là de métamorphose. Si on trouve le liquide purulent à une seconde ponction, c'est que la purulence existait d'emblée, par suite d'une de ces nombreuses maladies infectieuses qui envahissent aujourd'hui le domaine de la médecine.

La ponction s'impose encore si l'épanchement est considérable, surtout s'il a déplacé le cœur ou le foie; en dehors de ces deux indications, la quantité de 'exsudat est difficile à apprécier exactement.

La ponction est enfin urgente, immédiatement obligatoire, s'il survient une dyspnée extrême, persistante, avec cyanose du visage et des extrémités. Sans la coloration, cyanique, la dyspnée peut être d'origine thermique, vaso-motrice ou circulatoire, psychique ou nerveuse ou d'origine réflexe, et faire croire ainsi à un danger qui disparaît très bien, sans avoir besoin de recourir à la ponction.

Dans ces derniers temps, on a imaginé divers moyens de traiter le processus infectieux lui-même, soit en multipliant la formation locale des leucocytes qui ont pour fonction de digérer les bacilles, soit en excitant par les injections sous-cutanées de cantharidine, le fonctionnement des organes qui sont atteints de tuberculose, du poumon surtout, soit enfin en injectant sous la peau quelques gouttes d'essence de térébenthine, pour provoquer à distance des abcès de fixation contre la purulence de ces processus infectieux. Jusqu'ici toutes ces tentatives ont été vaines, mais elles ne doivent cependant pas être dédaignées.

III. Régime. — Il faut alimenter les malades, pour leur permettre de résister à l'invasion microbienne.

Potain.

Pleurésie aiguë. — Employer d'abord les moyens capables de modérer le travail pleural : ventouses sèches et scarifiées, saignée, puis vésicatoires, diurétiques (ne pas donner la digitale).

Dans l'état subaigu, donner des purgatifs et des diurétiques (nitre, acétate de potasse).

Un traitement à signaler est celui par le chlorure de sodium. On met le malade à la diète sèche et on lui administre le chlorure de sodium, à la dose d'une cuillerée à café toutes les deux heures (48 gr. dans les vingt-quatre heures). On obtient ainsi une augmentation considérable des urines, le retour de l'appétit et des forces, et une résorption rapide du liquide.

Pleurésie interlobaire. — L'épanchement interlobaire s'évacue par les bronches, dans la majorité des cas, et cela se voit beaucoup plus fréquemment quand il s'agit d'un épanchement de la grande cavité pleurale. Dans ce cas, en effet, comme le poumon se laisse refouler considérablement, il faut que la surface pulmonaire soit détruite pour qu'il y ait communication avec les bronches et, sauf s'il y a une gangrène superficielle, cela ne se voit que rarement. Le foyer interlobaire forme une sorte d'abcès clos, qui ne peut refouler le poumon bien loin, de sorte que ce dernier se laisse rapidement altérer, qu'il se rompt et que le liquide arrive dans une bronche. Tantôt alors il y a évacuation subite d'une grande quantité de pus, tantôt, et cela est plus fréquent, le liquide ne pénètre que peu à peu dans les tuyaux bronchiques et ne s'évacue que lentement au dehors.

En passant dans les bronches, le liquide les irrite et les enflamme, d'où la production d'une bronchite secondaire.

Quand le liquide contenu dans la grande cavité pleurale s'est ouvert un passage dans les bronches, il faut recourir à l'opération de l'*empyème*, car, autrement, la maladie se prolonge tellement que le malade s'épuise et qu'il peut survenir une terminaison fatale.

Le foyer interlobaire, au contraire, se vide beaucoup plus vite, de telle façon que l'on peut espérer qu'il y aura une oblitération spontanée de la cavité. L'ulcération qui fait communiquer l'abcès avec les bronches peut être assez petite et assez irrégulière pour que, tout en laissant sortir le liquide, elle ne laisse pas pénétrer l'air, l'inspiration n'étant pas suffisante pour faire passer ce dernier à travers les tissus pulmonaires. Cependant, quand le liquide de la pleurésie interlobaire devient putride, ce qui indique que l'air l'a infecté, il faut, autant que possible, ouvrir la collection. Cela est facile quand le foyer est superficiel, presque en contact avec la paroi; cela, au contraire, devient très difficile, s'il est profond et que l'on ne puisse y atteindre directement. Lorsque l'on fait une ponction dans une cavité de ce genre, il faut faire des injections intra-pleurales d'air stérilisé qui remplace graduellement le liquide extrait de la plèvre, tout en maintenant cette séreuse aseptique, et qui empêche que l'air et les liquides contenus dans les bronches ne viennent infecter l'épanchement.

Pleurésie dans la maladie de Bright. — La pleurésie doit être traitée surtout par le régime lacté, qui agit même contre la dyspnée d'une manière très favorable. Il faut y joindre l'emploi du calomel, de la scammonée et des diurétiques, tout en évitant l'emploi des vésicatoires, qui sont formellement contre-indiqués dans la maladie de Bright.

Ch. Bouchard.

Pleurésie purulente. — Prescrire :

Naphtol β	5 gr.
Alcool à 90°	33 —
Eau.........................	Q.S. p. 100 c. c.

Deux fois par jour, injecter de 2 à 4 centimètres cubes représentant environ 0 gr. 10 à 0 gr. 20 de naphtol.

Dès que la solution arrive dans la plèvre, le naphtol se précipite, une partie se redissout dans le liquide de l'épanchement, stérilise le contenu de la plèvre et modifie l'état septique de la séreuse.

Peter.

Pleurésie aiguë. — I. TRAITEMENT EXTERNE. — Saignée générale ou ventouses scarifiées.

Thoracentèse. — Il n'est pas indifférent de répéter un grand nombre de fois la thoracentèse, en fractionnant l'opération : les ponctions répétées ne sont pas toujours acceptées facilement par les malades ; en outre, l'opération s'accompagne souvent de petits incidents, dont les conséquences peuvent être graves. Il est préférable, une fois qu'on a pénétré dans la plèvre, de se débarrasser du coup de tout l'épanchement. Il est facile d'ailleurs de mener l'évacuation avec lenteur.

II. TRAITEMENT INTERNE. — Digitale, diurétiques, lait, drastiques. Les vésicatoires ont peu d'effet.

Jaccoud.

Pleurésie séro-fibrineuse. — Dans les épanchements à forme aiguë, avec fièvre, point de côté, dyspnée, chez les individus vigoureux, pratiquer *des émissions sanguines* (saignées, sangsues, ventouses scarifiées).

Les vésicatoires ont une incontestable utilité quand la pleurésie est parvenue à la période d'état.

Mais s'abstenir de mettre un vésicatoire, durant la période d'ascension et d'acmé de la fièvre.

Se contenter de prescrire la diète, de donner l'infusion de digitale comme antipyrétique et des boissons émollientes.

Hayem.

Pleurésie aiguë. — Le salicylate de soude et le salol ont de l'influence sur l'épanchement.

Dieulafoy.

Pleurésie aiguë. — Diriger le traitement contre la douleur et l'épanchement;

1° *Contre la douleur*: employer les injections de morphine.

2° *Contre l'épanchement* : ne jamais prescrire les vésicatoires; ils sont inutiles, voire même nuisibles par les complications de cystite, d'érysipèle, d'éruptions furonculeuses qu'ils déterminent.

Les purgatifs, les diurétiques ne doivent occuper qu'un rang très secondaire dans le traitement des épanchements.

Tant que la fièvre existe et avant le troisième septenaire, il faut attendre. Ensuite, il faut intervenir par la ponction(1).

Pleurésie purulente. — Ponction aspiratrice

(1) Voyez *Thoracentèse*, p. 211.

LEFERT. — Maladies des poumons. 10

simple, ou mieux suivie de lavages et d'injections de sulfate de zinc.

Pleurésie hémorragique. — Elle est justiciable de la thoracentèse répétée, alors même que la cause persiste.

L'exsudat peut devenir séreux pendant le traitement, même en cas de cancer. Mais il est prudent, dans ce dernier cas, de ne pas multiplier les ponctions.

Debove.

Pleurésie aiguë. — Recourir à la *thoracotomie*, par analogie avec ce qui se passe dans l'hydrocèle, où l'on a recours à une large incision de la tunique vaginale, alors que cette séreuse ne suppure pas.

Pleurésie purulente. — Étant donnée la longue durée de ces pleurésies, l'insuffisance habituelle des opérations radicales, le traitement palliatif est préférable et il faudra se contenter de soutenir le malade et de faire une ponction toutes les fois qu'elle paraîtra nécessaire. Il peut se faire que, dans certains cas, l'épanchement ne se reproduise qu'à de fort longs intervalles et que tout liquide disparaisse.

Bucquoy.

Si le malade est pris à temps, on peut, par le repos absolu et les révulsifs, empêcher l'épanchement de se produire.

Dans les pleurésies à début brusque, la médication antiphlogistique s'impose. Sans aller, au moins à Paris, jusqu'à la saignée, il ne faut pas hésiter à appliquer huit ou dix ventouses scarifiées *loco dolenti*.

Administrer un vomitif, dans les formes bilieuses.

Contre la fièvre, administrer le sulfate de quinine et l'antipyrine. Pas de vésicatoires à cette période.

Une fois l'épanchement produit, appliquer les révulsifs.

Si le liquide est très abondant, la thoracentèse s'impose du douzième au quinzième jour. Extraire la totalité du liquide épanché. Une fois le liquide retiré, la fièvre peut néanmoins persister et donner lieu à la reproduction de l'épanchement. Cette reproduction devra être combattue par les ventouses scarifiées et les vésicatoires.

Dujardin-Beaumetz.

La pleurésie a changé, depuis trente ans, d'évolution et même de nature : elle est presque toujours, aujourd'hui, *fonction de tuberculose* et ne saurait être traitée sans danger par les antiphlogistiques. Ce qui est certain, c'est qu'il y a pleurésie et pleurésie : on n'observe plus guère, dans les hôpitaux de Paris, la pleurésie aiguë, *a frigore*. Mais il ne faut pas avoir la prétention d'imposer aux praticiens campagnards une thérapeutique essentiellement urbaine.

Pleurésie purulente. — Traiter la collection purulente comme un simple abcès, par le drainage et les pansements antiseptiques, avec un lavage unique, post-opératoire.

Lancereaux.

Fièvre pleurétique. — Il existe une maladie de la plèvre, qui, à cause de sa lésion constante et de son évolution, est une affection cyclique, comparable aux pyrexies, et qui mérite le nom de *fièvre pleurétique.*

Il n'y a donc pas de traitement à lui opposer.

La *thoracentèse* peut être pratiquée dans les diverses périodes de cette maladie, quand l'oppression est intense et que le déplacement des organes peut faire craindre une syncope. Le moment le plus opportun est celui de la période d'état, après la quatrième semaine, lorsque la fièvre vient à tomber, ou que la résorption de l'épanchement tarde à se produire par le fait de sa grande abondance.

Pleurésie rhumatismale. — Elle n'exige pas une intervention active ; cependant, si cette affection tend à se localiser, appliquer un large vésicatoire.

Combattre par le même mode de traitement les manifestations cardiaques, qui ne peuvent être négligées à leur début, car, lorsqu'un tissu nouveau s'est organisé, toute thérapeutique est impuissante.

Cadet de Gassicourt.

Pleurésie purulente. — Le premier lavage après la pleurotomie est toujours indiqué ; il ne peut pas détacher des adhérences, puisqu'elles n'existent pas encore ; mais, par contre, il exerce une action destructive sur les organismes pathogènes.

Quant aux lavages ultérieurs, ils peuvent être indiqués, si la fièvre persiste ou si le pus est fétide.

Jules Simon.

Pleurésie de l'enfance. — I. PRÉCAUTIONS GÉNÉRALES. — Pendant toute la durée de la maladie, établir une hygiène sévère ; maintenir l'enfant dans une température modérée, mais constante ; au début, envelopper les extrémités inférieures dans la ouate, retenue par une feuille de taffetas gommé ; mettre une compresse de ouate sur la poitrine.

II. MÉDICATION INTERNE. — Calomel, de 1 à 5 centigrammes, tous les deux ou trois jours, pour amener la dérivation intestinale.

Digitale : X à XX gouttes de teinture, comme diurétique et antiphlogistique :

Teinture de scille.......	} ãã	X gouttes.
— de digitale......		
Oxymel scillitique..........		10 gr.
Eau de tilleul...		60 —

Par cuillerée à café, de demi-heure en demi-heure.

Lait chaud, tisanes diurétiques (tisane de queues de cerise).

La caféine est souvent très utile pour concilier la diurèse et soutenir l'action du cœur.

Contre l'insomnie : éviter à tout prix les opiacés, qui ont l'inconvénient de supprimer la sécrétion rénale; conseiller le chloral ou les bromures alcalins.

III. MÉDICATION EXTERNE. — Comme indication locale : au début, combattre le point de côté par des cataplasmes sinapisés.

a) Si la résolution de l'épanchement traîne, appliquer un vésicatoire, mais avec les précautions suivantes :

1° Camphrer le vésicatoire ;

2° Se servir d'un vésicatoire de 4 centimètres de diamètre seulement ;

3° Ne le laisser que trois heures au maximum ;

4° Pansements boriqués.

On complètera l'action du vésicatoire par l'application d'un cataplasme; on s'entourera de précautions minutieuses de propreté et d'antisepsie.

Si l'écoulement persiste au delà de trois semaines, faire des frictions avec l'huile de croton mitigée.

b) Si l'épanchement passe à la purulence, deux traitements peuvent seuls donner des résultats :

1° *Thoracentèse* avec lavages antiseptiques.

Ne pas faire la thoracentèse avant cinq à six semaines après le début de la pleurésie.]

10.

La pratiquer, dès que l'épanchement devient considérable et déplace le cœur.

Faire la ponction sur la ligne axillaire, en raison du rapprochement des côtes en arrière. Si la pleurésie est enkystée, choisir le point voulu.

Prévenir la famille, dans le cas d'une ponction blanche.

Faire l'aspiration, comme le lavage, très lentement. Lavages à l'eau boriquée.

Il faut quelquefois dix ponctions avant d'obtenir la guérison.

2° *Empyème*. — Choisir le 5e ou le 6e espace intercostal, si la pleurésie est à droite : le 6e ou le 7e espace, si elle est à gauche.

Incision de 4 à 5 centimètres, sur le milieu de l'espace, sur la ligne axillaire.

Suivre le bord supérieur de la côte inférieure.

Ponction très légère de la plèvre, pour ne pas perforer le poumon, qui est souvent adhérent.

Drains fixés par une épingle plongeant dans la plèvre.

Lavages boriqués deux fois par jour.

Pansements antiseptiques.

Surveiller la plaie.

IV. TRAITEMENT GÉNÉRAL. — Relever les forces à l'aide de toniques.

V. RÉGIME. — Prescrire le lait et le bouillon.

Fernet.

Pleurésie purulente. — Deux indications : évacuer le liquide épanché et combattre l'infection dans son foyer.

Les pleurésies limitées, interlobaires, diaphragmatiques, médiastines, difficiles à atteindre par la *thoracotomie*, sont les premières justiciables de la ponction, suivie d'injections antiseptiques.

C'est dans les pleurésies *pneumococciques* et dans les pleurésies *tuberculeuses* que ce traitement est le mieux applicable. Il est moins avantageux dans les *streptococciques* et surtout dans les pleurésies *putrides* et les pleurésies *gangréneuses*.

Deux modes d'emploi des injections antiseptiques :

1º Les injections simples et répétées dans le foyer infectieux sans évacuation de liquide épanché ;

2º Les injections, précédées d'une ponction évacuatrice et d'un lavage de la cavité séreuse.

Chaque mode d'emploi paraît avoir ses indications particulières :

Le premier convient surtout à titre préventif, prophylactique ou palliatif, pour arrêter le développement d'une infection commençante, pour combattre le caractère infectieux des pleurésies, pour s'opposer à la purulence de l'épanchement.

Le second est curatif de la maladie réalisée ; car il a pour but de détruire l'infection dans son foyer morbide et de conduire ainsi à la guérison.

Parmi les substances que l'on peut employer pour les lavages et les injections de la plèvre, les antiseptiques solubles (sublimé, chloral, chlorure de zinc, etc.) sont surtout utiles pour les lavages ; les antiseptiques insolubles (naphtol, crésyl, etc.) sont surtout avantageux pour les injections, qu'on veut laisser à demeure dans la cavité pleurale.

Pour les injections, employer tantôt la liqueur de Van Swieten, tantôt la solution suivante :

Iode .... 1 gr.
Iodure de sodium................. 4 —
Eau filtrée et bouillie .... 35 —

Suivant les cas, injecter, par exemple, tous les jours ou tous les deux jours, après chaque ponction, une dose de 5 à 15 grammes de liqueur de Van Swieten, ou de la solution d'iode et d'iodure. Ce traitement est continué ainsi pendant huit à dix jours. L'iode exposant très souvent le malade aux accidents de l'iodisme, la liqueur de Van Swieten paraît préférable.

Employer la solution de naphtol, préparée selon la formule de Bouchard (1), qui laisse, par la précipitation du naphtol sur place, une poudre antiseptique constituant un véritable pansement.

Ce mode de traitement n'offre pas la même sécurité que celui de l'*empyème* classique, mais il présente des avantages dans les pleurésies purulentes bien localisées et enkystées. Il est inoffensif, si l'on prend les précautions nécessaires ; il paraît toujours avantageux et souvent très efficace. Le liquide pathologique est ainsi soustrait et l'infection combattue dans son foyer.

Ce traitement doit toutefois céder le pas devant la large ouverture chirurgicale du foyer morbide, quand le procédé des lavages se montre insuffisant.

Moizard.

Pleurésie purulente. — 1° *Pleurotomie*, aussitôt qu'après une, deux thoracentèses au plus, le liquide s'est reproduit ; suivre la méthode antiseptique dans toute sa rigueur ;

2° Un seul lavage après l'opération. On ne le répétera que dans le cas de fétidité du liquide, jusqu'à la disparition de la fétidité ;

3° Assurer l'évacuation du pus, en incisant la paroi thoracique au point le plus déclive de la plèvre ; surveiller le fonctionnement des tubes à drainage.

Laveran.

Pleurésie purulente. — I. TRAITEMENT. — La

(1) Voy. p. 168.

première indication consiste à s'opposer à l'enkyste·
ment du poumon, ce à quoi exposent les ponctions
répétées.

La *thoracotomie* semble donc indiquée, dès que le
diagnostic a été bien établi. Elle réalise seule les indications nécessaires dans la pleurésie à streptocoques, et encore vaut-il mieux, souvent, pratiquer la
résection d'une côte, afin de bien nettoyer la plèvre
et placer des drains.

La thoracotomie est contre-indiquée dans la pleurésie tuberculeuse, lorsqu'il existe des lésions avancées
des sommets.

Les *injections* de sublimé et de naphtol ne peuvent
être pratiquées; le sublimé est trop toxique, à moins
qu'on ne le fasse suivre du lavage de la plèvre, ce
qui n'est pas toujours possible, hors le cas de thoracotomie. Le naphtol est insoluble dans l'eau, se précipite très vite et forme un magma insoluble à la partie déclive. La *créoline* ou *crésyl* (qu'on extrait de la
créosote de houille) semble préférable pour faire des
injections antiseptiques. En en mélangeant 4 grammes
avec 100 grammes d'eau, on obtient une émulsion
ayant et conservant l'aspect du café au lait, et agissant très énergiquement sur les streptocoques. Elle
est inoffensive et très active.

Le traitement par les *ponctions* répétées, suivies
d'injections antiseptiques, paraît devoir être réservé
pour les pleurésies purulentes enkystées, qu'il serait
difficile de traiter par la thoracotomie.

II. Prophylaxie. — 1° Éloigner du pleurétique les
malades qui suppurent ou qui sont atteints d'érysipèle et faire en sorte qu'il respire un air aussi pur
que possible.

2° Pour empêcher la transformation d'une *pleurésie
séreuse* en *pleurésie purulente*, éviter la présence, dans
la bouche et l'arrière-gorge, des microbes pyogènes

qui s'y trouvent normalement : d'où l'indication de les détruire, à l'aide de gargarismes antiseptiques.

Descroizilles.

Pleurésie infantile. — Prescrire :

N° 1. Fleurs d'arnica	3 gr.
Sirop de polygala	20 —
Eau de tilleul...............	50 —

Par cuillerée à café.

N° 2. Poudre de digitale........	0 gr. 10
Calomel	0 — 40
Poudre de gomme.........	1 —

En 20 paquets : 2 à 5 paquets, par jour.

H. Rendu.

Pleurésie diaphragmatique. — *1° Période aiguë.* — Combattre la douleur par des injections de morphine. Appliquer des révulsifs, surtout les ventouses scarifiées.

2° Période subaiguë. — Entourer la poitrine d'une cuirasse d'emplâtre de Vigo.

Surveiller l'état général.

Sevestre.

Pleurésie purulente métapneumonique. — Les ponctions, suivies d'injections antiseptiques, étant insuffisantes, faire l'empyème, avec lavage d'abord à l'eau boriquée, puis à la liqueur de Van Swieten.

Quénu.

Pleurésie purulente tuberculeuse. — La résection pluricostale ou les opérations ayant pour but la mobilisation d'une partie du thorax constituent le mode de traitement rationnel de la pleurésie purulente tuberculeuse, surtout si l'on peut y joindre le raclage, au moins d'une partie de la plèvre.

Juhel-Rénoy.

Pleurésie purulente. — Traiter toutes les pleurésies, infectieuses ou non, par la ponction, suivie d'une injection tiède de chlorure de zinc à 1 pour 100.

Injecter une quantité de ce liquide mathématiquement égale à celle du liquide soustrait par la ponction. Ainsi, pour une thoracentèse d'un litre, injecter un litre de la solution de chlorure de zinc, qu'on laisse séjourner un certain temps dans la plèvre.

Netter.

Pleurésies purulentes. — Elles sont toujours de nature microbienne, mais les microbes qui leur donnent naissance sont d'espèces diverses. Ils jouissent de propriétés différentes, et les déterminations pleurétiques de ces micro-organismes portent l'empreinte de leur activité spéciale.

Il y a quatre grandes espèces de pleurésies purulente, dues : 1o au pneumocoque ; 2o au streptocoque pyogène ; 3o aux organismes saprogènes ; 4o au bacille de la tuberculose. Les pleurésies à pneumocoques et à microbes pyogènes forment plus des trois quarts des pleurésies purulentes.

Le diagnostic de ces quatre espèces se fait par l'examen bactériologique. Il ne demande que peu de temps (trois jours au plus) pour les trois premières. Il est plus long pour la pleurésie purulente tuberculeuse, quand l'examen n'y révèle pas le bacille de Koch, présent une fois sur quatre. Dans ces cas, on attendra les résultats de l'inoculation dans le péritoine du cobaye. On pourra cependant pressentir les résultats positifs de ces inoculations, si on ne trouve aucun microbe ou si on ne trouve que le *Staphylococcus aurcus.*

1° *Pleurésies à pneumocoques.* — Elles sont les moins graves. Leur bénignité relative tient aux qualités de leurs microbes, dont la vitalité s'épuise dans l'organisme, comme dans les tubes à culture ; elles se terminent fréquemment par vomique.

Est-ce à dire qu'il faille attendre cette terminaison ? non pas. Mais l'indication se borne à l'évacuation du pus par la *thoracentèse.*

Il n'y aura pas lieu d'ajouter à la ponction la destruction des parasites à l'aide des lavages antiseptiques.

2° *Pleurésies à streptocoques.* — L'indication est ici de vider la plèvre et de détruire le microorganisme avec un antiseptique, qu'on laissera en contact avec la plèvre. La *thoracotomie,* suivie du lavage au sublimé, est l'opération de choix. Sans doute la guérison spontanée est possible et des cas ont guéri par simple ponction. Mais il ne faudrait pas s'illusionner : il est difficile de déterminer la virulence du streptocoque, il vaut mieux intervenir, de peur d'accidents contre lesquels on serait désarmé.

Dans une pleurésie purulente renfermant à la fois le pneumocoque et le streptocoque, se conduire comme dans les pleurésies à streptocoques.

3° *Pleurésies putrides.* — Intervenir le plus tôt possible par la thoracotomie et les lavages antiseptiques de la plèvre : la guérison est longue à obtenir.

4° *Pleurésies tuberculeuses.* — Ne pas confondre avec les pleurésies purulentes chez les tuberculeux. Elles sont ordinairement insidieuses, latentes, chroniques. Elles ne guérissent pas par l'intervention radicale. Mais elles sont améliorées par les ponctions répétées.

Dans ces cas, ne pas recourir aux opérations graves d'ouverture du thorax. La médication antiparasitaire n'a pas encore donné de résultats certains.

Faisans.

Pleurésie purulente. — Employer la liqueur de Van Swieten, à la dose de 20 grammes, étendue de 80 grammes d'eau stérilisée par injection et à la température de 38°.

Il n'y a jamais d'accidents d'intoxication.

Ne pratiquer les injections qu'à cinq ou six jours d'intervalle, au moins.

Pleurésie séro-fibrineuse. — Pratiquer plusieurs thoracentèses successives, et faire suivre la dernière d'une injection de 20 grammes de liqueur de Van Swieten, abandonnée dans la plèvre ; l'épanchement ne se reproduit pas.

Talamon.

La guérison peut se produire simplement par le repos.

La *thoracenthèse* parait nécessaire vers la fin du troisième septenaire, si l'épanchement ne s'est pas spontanément résorbé.

N'appliquer de vésicatoires à aucune période de la maladie. Les diurétiques et les drastiques paraissent inutiles.

Pleurésie séreuse. — Employer le salicylate de soude, à la dose de 4 à 6 grammes par jour, pendant une semaine.

Quelquefois, au cours du traitement par le salicylate, survient la résorption de l'épanchement, suivie d'une guérison plus ou moins complète.

Ce fait s'est même produit, lorsque, avant l'emploi

du salicylate de soude, la pleurésie avait déjà été ponctionnée et lorsque le liquide s'était reproduit aussi abondant.

Sous l'influence du salicylate de soude, on constate souvent l'élévation rapide du taux de l'urine à 2 et 3 litres par jour. On pourrait en conclure que le salicylate de soude a agi ici en provoquant une polyurie critique. Or, dans la pleurésie, on peut obtenir la diurèse par divers autres médicaments diurétiques, sans obtenir cependant la résorption de l'épanchement. Le salicylate, introduit par le tube digestif, a donc exercé une action directe sur la plèvre enflammée.

Le meilleur moment pour donner le salicylate de soude est du quinzième au vingtième jour. On peut, d'ailleurs, le prendre à tout autre moment de la maladie.

Quand la pleurésie a dépassé le troisième septenaire et quand l'épanchement est abondant, commencer par retirer, par la thoracentèse, un litre à un litre et demi de liquide, puis administrer le salicylate les jours suivants, pour achever la résorption et empêcher la reproduction de l'exsudat.

J. Comby.

Pleurésie infantile. — Administrer chaque jour la potion suivante :

Caféine.........................	1 gr. 50
Benzoate de soude.............	1 — 50

La diurèse s'élève et la guérison s'opère en quinze jours.

La caféine est un excellent adjuvant du régime lacté. Elle est toute-puissante à la période ultime des affections du cœur, quand la digitale n'agit plus. On la prescrit à 1 et 2 grammes sans danger, parce qu'elle ne s'accumule pas.

Pleurésie purulente. — Dans les pleurésies à pneumocoques, comme dans les pleurésies à streptocoques, les ponctions simples, principalement chez les enfants, ne suffisent pas ; elles n'amènent qu'une guérison incertaine.

La *pleurotomie* doit être la règle.

L'incision de la plèvre se fait là où l'on est le plus sûr de rencontrer le pus ; l'incision simple d'un espace intercostal est suffisante, la résection des côtes n'est qu'exceptionnellement indiquée.

Les lavages post-opératoires ne doivent pas être fréquents ; donner la préférence au sublimé à 1 gramme pour 2000 ou 3000 grammes d'eau distillée. On passe les drains dans une bande de caoutchouc qui forme ceinture et on les coud soliment à cette bande, afin qu'ils ne puissent se perdre dans la plèvre ni en sortir.

PLEURODYNIE.

D'Heilly.

Dans les cas légers, applications de quelques agents narcotiques ou de révulsifs légers : cataplasmes, frictions de baume tranquille, badigeonnages avec un mélange à parties égales de teinture d'iode et de laudanum, sinapismes, sachets de sable chaud, compresses de chloroforme.

Donner au corps une position favorable pour que les muscles douloureux soient relâchés.

Si la douleur est violente, émissions sanguines locales, sangsues, ventouses scarifiées, vésicatoires morphinés. Bains tièdes, bains russes, bains de vapeur.

Si l'affection tend à la chronicité, douches chaudes, avec des eaux sulfureuses ou alcalines : telles que Luchon, Barèges, Aix-en-Savoie, le Mont-Dore, Néris, Bourbonne. L'électricité, sous forme de courant constant, peut être également utile.

PNEUMONIE.

Potain.

Donner la digitaline en une fois, à doses massives, en utilisant ainsi la faculté que possède ce médicament de s'éliminer lentement.

Jaccoud.

Pneumonie grippale. — I. TRAITEMENT. — S'abstenir d'une manière absolue des émissions sanguines ; en cas de menace d'une asphyxie imminente, préférer les ventouses scarifiées à la saignée générale.

Renoncer au tartre stibié, et prescrire l'oxyde blanc à doses modérées, ou le kermès minéral.

Si le danger provient de l'affaiblissement de la contractilité du cœur, recourir à la digitale ; prescrire, le premier jour, une infusion de 50 à 60 centigrammes de feuilles de digitale, et ne faire prendre que la moitié de cette dose avant d'avoir revu le malade. Les jours suivants, maintenir le médicament à dose moindre, selon la tolérance, mais exercer la surveillance la plus attentive.

En dehors des cas qui présentent cette indication spéciale, s'adresser à la quinine. Le médicament devant être continué plusieurs jours de suite, l'administrer à doses modérées, 50 à 75 centigrammes par jour, en deux fois, chez l'adulte.

Employer les vésicatoires, et même les répéter coup sur coup.

Pour peu que le malade semble fléchir, employer de bonne heure les injections d'éther d'une manière méthodique. En pratiquer au moins une le matin et une le soir : et si la situation est plus inquiétante, faire deux injections le matin et deux le soir, surtout du troisième au sixième jour.

Au total, sauf l'indication spéciale de la digitale, le traitement à recommander tient en trois mots : quinine — alcool — vésicatoires.

II. Régime. — Comme alimentation, le lait.

Dieulafoy.

Pneumonie grippale suppurée. — Pratiquer des injections sous-cutanées d'essence de térébenthine, qui provoquent l'apparition d'un foyer de suppuration et des collections purulentes. Ces abcès curateurs que Fochier, de Lyon, désigne sous le nom d'*abcès de fixation*, produisent une véritable résurrection chez des malades dont l'état paraissait désespéré, et donnent de véritables succès.

Pneumonie bilieuse. — Prescrire :

Poudre d'ipéca................	1 gr. 50
Tartre stibié................	0 — 05

Mêler et diviser en 2 paquets. A prendre à une demi-heure d'intervalle.

Grancher.

Pneumonie infantile caséeuse. — La suralimentation est la base du traitement.

Ajouter un traitement local et faire de la révulsion au niveau du point malade.

Landouzy.

Renoncer aux vésicatoires et aux médications débilitantes, qui paralysent les efforts de la nature médicatrice qu'il importe d'assister et de relever. Aider le cœur, le foie, les reins à bien fonctionner, c'est intervenir efficacement. A cette fin, ordonner des médicaments qui stimulent les fonctions cardiaques, hépatiques, rénales, et non des médecines qui stupéfient ou surmènent.

Lépine.

La digitaline donne des résultats étonnants.

Employer la digitaline cristallisée de Nativelle et la prescrire dans tous les cas où il y a quelques signes de faiblesse du cœur (galop, prolongement du premier bruit, faiblesse du pouls, fréquence exagérée des battements); donner 3 milligrammes, en général, dans la matinée et, souvent encore, 1 ou 2 milligrammes, le soir.

Le plus souvent, l'action favorable de cette médication sur le cœur est manifeste; on voit, par exemple, un pouls presque vide reprendre de la force.

L'action de la digitale dans la pneumonie n'est pas spécifique, mais l'influence de la digitaline sur le cœur est des plus favorables dans la pneumonie. Or, les pneumoniques meurent souvent par le cœur, ainsi que l'a dit fort justement Jürgensen, et, la digitaline combat, souvent avec succès, une complication des plus graves de la pneumonie, la faiblesse du cœur.

Jules Simon.

Pneumonie infantile. — Soigner les plus petites bronchites, surtout chez les jeunes enfants. Plus tard, à 2 ou 3 ans, il faut imposer le lit, *malgré les parents*, et des bottes de ouate.

Quelques boissons chaudes et une potion calmante compléteront le traitement.

Donner, par exemple, 5 grammes de sirop de codéine et V à X gouttes d'alcoolature de racines d'aconit dans un véhicule quelconque.

En outre, nettoyer le nez, au moyen d'irrigations chaudes, avec un peu de salol ou d'acide borique.

Nettoyer la gorge au moyen de badigeonnages, avec du miel rosat et du borax.

Nettoyer la bouche, avec de l'eau de Vichy, ou avec de la glycérine et du borax.

En même temps, on exagérera les précautions relatives à l'auto-infection : linge, tasses, cuillers, devront être minutieusement nettoyés. Le lit sera tenu dans un grand état de propreté.

Les recherches micro-biologiques de l'étiologie de a maladie ont conduit au traitement préventif.

Les toniques s'imposent dans la prophylaxie pneumonique de l'enfance.

Pneumonie du sommet chez les enfants. — La pneumonie, chez les enfants qui ont dépassé la deuxième année, guérit bien et aisément.

Ne combattre que les symptômes qui priment les autres :

La faiblesse, par l'alcool, la caféine, le bouillon, le lait.

Le délire, la grande agitation, par l'éther, la valériane, le musc, le bromure et le chloral.

La surélévation de température et les combustions exagérées, par le sulfate de quinine ou la digitale ainsi formulée :

Teinture de digitale .... V à X gouttes
Eau-de-vie .... 10 gr.

Vin de Malaga . . . .   25 gr.
Julep gommeux . . . .   Q. S.

Mettre, au besoin, un léger révulsif sur le côté qui est très congestionné ou qui semble douloureux, dans certaines formes de pneumonie.

Pneumonie aiguë primitive franche. — Tout réussit, chez les enfants qui ont franchi les débilités des premières années. Aussi, c'est avec la plus entière bonne foi que nos maîtres nous préconisaient la médication antiphlogistique, les saignées locales, même chez les enfants, les antimoniaux et les mercuriaux.

Après avoir reconnu les bienfaits des sudations et des boissons chaudes, la faveur tourne en ce moment vers une autre orientation : les bains froids qui ne seraient pas seulement indiqués dans les formes grippales, congestives, compliquées d'accidents nerveux, mais dans toutes les pneumonies aiguës.

Tout en critiquant la méthode révulsive, on en vient à rechercher si les injections très douloureuses de térébenthine ne constitueraient pas une dernière ressource pour les cas désespérés.

Je ne veux pas faire ici le procès de ces entraînements, fort louables, sans doute, mais dont les résultats me semblent nécessiter l'épreuve du temps et du nombre.

Tâchez de ne pas nuire à vos petits pneumoniques, bien qu'ils résistent aux traitements les plus énergiques et les plus opposés.

La pneumonie, c'est le triomphe de l'expérimentation des remèdes en crédit, des médications nouvelles — et même de l'homœopathie pure — c'est tout dire !

Cadet de Gassicourt.

La médecine symptomatique opportune est recommandable. Pas de vésicatoires. Les bains seront plutôt tièdes (30-32° C.) que froids (24-22° C.).

Pneumonie cérébrale. — Si le *délire* est le symptôme dominant, recourir à l'ergot de seigle, à la dose de 50 centigrammes à 1 gramme dans la journée, ou au chloral, 2, 3, 4 grammes par jour, selon les cas et selon l'âge de l'enfant.

Dujardin-Beaumetz.

Prescrire la digitaline cristallisée, à la dose de 1 milligramme ; les effets cardiaques et diurétiques sont manifestes.

Mais on ne doit pas oublier que ce médicament s'accumule ; on en a la preuve, quand on voit l'action se continuer pendant plusieurs jours après la suspension du médicament ; on doit donc interrompre systématiquement, pendant plusieurs jours, la médication par la digitale.

A la potion de Todd, substituer les préparations de *kola* ou celles de *café* ou de *thé*.

Le tonique cardiaque par excellence est la *caféine*, administrée en injections hypodermiques, à la dose de 50 centigrammes à 3 grammes par jour.

Au délire, opposer le *chloral*, qui fait place, chez les alcooliques, à 3 grammes de *paraldéhyde*.

Après la défervescence, si les exsudats tardent à se résorber, appliquer des *vésicatoires*.

Aux points de côté, opposer les ventouses scarifiées ; à la dyspnée, l'injection de 1 centigramme de morphine ou la saignée, s'il y a pléthore.

Pneumonie bilieuse. — Prescrire les éméto-cathartiques, ou la formule suivante :

Tartre stibié....................	0 gr. 10
Sulfate de soude.............	15 —
Eau chaude...................	250 —

A prendre en trois fois, à un quart d'heure d'intervalle.

Pneumonie lobaire aiguë. — On a le choix entre un certain nombre de préparations : potion au kermès, potion cordiale :

1° *Potion au kermès* :

Kermès......................	0 gr. 50
Eau de laurier cerise..........	
— de tilleul...............	
— de laitue...............	àà 30 —
Sirop diacode..............	

2° *Potion cordiale* :

Extrait sec de quinquina........	4 gr.
Alcoolat de mélisse............	30 —
Teinture de cannelle..........	8 —
Vin de Malaga ,..............	90 —
Sirop d'écorces d'oranges amères.	30 —

Par cuillerées à bouche, dans les vingt-quatre heures.

Pneumonie et grossesse. — Éviter l'émétique, à moins que l'avortement ne soit inévitable.

Pratiquer la saignée, seulement lorsque la congestion pulmonaire arrive à un degré inquiétant.

Bucquoy.

Chez l'enfant, médication nulle.

Chez l'adulte, médication symptomatique. Donner 10 à 15 centigrammes de tartre émétique, dont l'administration est suspendue à la survenance des vomissements ; puis prescrire la quinine comme tonique, les vésicatoires comme révulsifs à la période finale.

Chez le vieillard, alcool et potion de Todd.

Descroizilles.

I. Traitement. — Il faut traiter la pneumonie ; rester dans l'expectative, c'est presque toujours laisser échapper l'occasion de soulager le malade, de lui venir en aide pour lutter contre le mal.

Les antiphlogistiques ont donc leur raison d'être. Si le jeune sujet présente des signes de pléthore, pouls plein et résistant, forte coloration de la face avec céphalalgie, haute température, agitation, dyspnée, enfin turgescence des veines superficielles du cou, prescrire une saignée, tirer 100, 120, 150 grammes au plus, mais n'y pas revenir.

Deux ou trois ventouses scarifiées, donnant deux ou trois cuillerées de sang, rendent service, s'il y a un point de côté violent et de la dyspnée. Une seule application suffit.

Le point de côté peut aussi être calmé avec une injection de morphine.

Le vésicatoire est peut-être parfois inutile, mais il ne parait pas avoir d'inconvénient, ni entraîner de dangers, si on l'applique avec précaution.

Recommander les applications d'iode.

Prescrire l'antipyrine, sans dépasser 60 à 75 centigrammes par vingt-quatre heures.

On a dit le plus grand mal de la médication contrestimulante, et en particulier de l'émétique. On a parlé de collapsus, de prolongation de la maladie, d'escarres : il y a là beaucoup d'exagération. La méthode rasorienne n'est pas applicable toujours, mais elle peut rendre et rend des services. Prescrire le tartre stibié à la dose de 1 décigramme :

Nº 1. Émétique............	10 à 15 centigr.
Eau................	60 à 80 gr.

        N° 2. Émétique.......... 10 à 15 centigr.
              Eau .... 40 à 50 gr.
              Sirop de sucre..... 20 à 30 —

par cuillerées à café ou à dessert.

Prescrire les excitants diffusibles et les diaphorétiques, l'acétate d'ammoniaque, le café, l'eau-de-vie en nature ou en potion, le rhum, les vins généreux, la poudre de Dower, à la dose de 25 centigrammes à 1 gramme par jour.

II. Régime. — Jamais de diète absolue, complète. Alimenter le malade le mieux et le plus vite qu'il sera possible. D'ailleurs, l'appétit du malade le demandera souvent et de bonne heure, après les premiers jours de fièvre.

Garder le malade au lit pendant dix à douze jours, et permettre la première sortie seulement au commencement de la troisième semaine.

Pneumonie cérébrale. — Prescrire une médication spasmodique et calmante : le musc, le bromure de potassium, le laudanum.

Muselier.

Les vésicatoires sont nuisibles et provoquent des accidents.

Rigal.

Recommander la quinine, comme tonique nerveux et cardiaque, à la dose de 40 à 50 centigrammes *pro die.*

A la dyspnée excessive, opposer une saignée de 300 à 400 grammes.

Aux troubles nerveux intenses, opposer le *bain froid* à 26°-28° C., avec le massage des masses musculaires pendant toute la durée du bain. Si le prémier bain fait du bien, on ordonne le second, trois ou quatre heures après, en abaissant la température à 24° et à 22° C. Ces bains sont repris de trois en trois ou de quatre en quatre heures, jusqu'à cessation du trouble nerveux et production du sommeil.

Henri Huchard.

I. Traitement. — Favoriser les fonctions du cœur et des reins, par les injections de caféine.

Elles relèvent l'action du cœur et du pouls, raniment les forces et font succéder à la dépression adynamique des centres nerveux une excitation qui peut aller jusqu'au délire : il faut en user avec modération. Voici deux formules :

```
N° 1. Benzoate de soude......  }
      Caféine...............  }  àà 2 gr.
      Eau distillée..........    Q. S. p. 10 c. c.
```

Une seringue de 1 .vaz contient 20 centigrammes de caféine.

```
N° 2. Caféine...............   4 gr.
      Salicylate de soude.....  3 — 10
      Eau distillée..........   Q. S. p. 10 c. c.
```

Cette solution est deux fois plus concentrée que la première, mais elle est moins facile à préparer, encrasse beaucoup les seringues et se solidifie très facilement à basse température, ou au contact de la moindre impureté.

Faire quatre, six et même huit injections par jour et les doses sont chaque fois de 40 centigrammes par injection.

II. Régime. — Alimentation lactée de préférence.

Pneumonie des vieillards. — Prescrire la caféine,

à la dose de 2 à 3 grammes, aux malades en asystolie. La caféine agit en général comme tonique, diurétique et tonique cardiaque, chez les vieillards. Elle est bonne, surtout quand il y a insuffisance du myocarde.

Pneumonie grippale. — Les caractères remarquables d'asthénie qui prédominent dans les formes actuelles de pneumonie réclament un traitement approprié.

Renoncer à tous les breuvages plus ou moins infects que l'on prescrivait jadis, aux divers juleps, aux loochs, au kermès, à l'oxyde blanc d'antimoine, au tartre stibié, etc. Ils n'ont aucune utilité et sont plutôt nuisibles.

On peut en dire presque autant des vésicatoires, qui ont le grave inconvénient de déterminer de la néphrite cantharidienne, alors que l'affection dont souffre le malade peut elle-même être accompagnée d'une néphrite spéciale.

Renoncer aussi aux saignées à outrance.

Dans la plupart des cas, trois moyens : l'alcool, le lait et la digitale.

1° Pour que l'alcool réussisse, il faut le donner à doses massives, à la façon de Todd, dont on a abandonné presque complètement la manière de procéder. Il allait jusqu'à donner 400 et 500 grammes par jour.

Donner de 150 à 300 grammes, lorsque la lésion est bien nette et la température élevée. Pour éviter l'ébriété, les doses sont répétées, petit à petit, par gorgées chaque quart d'heure ou chaque demi-heure.

2° Soutenir les malades avec du lait, surtout lorsque les urines contiennent de l'albumine et qu'il y a menace de néphrite.

3° Dans le cours d'une pneumonie, il est un organe presque compensateur, qui sera bientôt appelé à lutter contre l'énorme embarras circulatoire du poumon :

cet organe, c'est le cœur. C'est lui qu'il faut soutenir et fortifier de bonne heure, dès le début de la maladie.

L'indication de la digitale se présente donc dans toutes les pneumonies, non seulement pour combattre l'élément fébrile, mais pour soutenir le cœur et assurer de bonne heure, par la diurèse, la dépuration de l'organisme.

4° Afin d'augmenter la tonicité du cœur, de relever cet organe, d'activer la circulation pulmonaire et de favoriser la diurèse, administrer la digitaline cristallisée chloroformique, à la dose de 1 milligramme par jour, pendant une ou deux journées seulement, sauf à la renouveler, si c'est nécessaire.

Cette dose de 1 milligramme ne doit pas effrayer ; la dose de 8 à 12 grammes par jour, prescrite par certains médecins dans le traitement de la pneumonie, est trop élevée, si l'on fait usage de bonne digitale ; il ne faut même pas aller jusqu'à la dose de 4 à 6 grammes, bien qu'il soit possible d'admettre que ce médicament ne présente pas les mêmes dangers chez les pneumoniques que chez les autres malades.

Les pneumoniques sont très tolérants, au point de vue de la digitale, et on peut leur donner des doses qui ne seraient pas tolérées par des personnes saines, à l'état physiologique.

Dans la fièvre typhoïde, la tolérance est moins grande.

Il est bien certain qu'il n'y a pas de spécifique contre la pneumonie, qu'on ne peut agir absolument sur le processus ; mais il s'agit simplement de viser les indications et de frapper un grand coup, comme pour tous les poisons qui s'éliminent mal ou lentement, en laissant à la nature le soin de fragmenter les doses.

Comme préparation, abandonner l'infusion et la macération, pour n'employer que la digitaline cristallisée à 1/1000ᵉ dont L gouttes correspondent à 1 milligramme de digitaline.

Donner cette dose en deux fois, et la renouveler, seulement si la chose est nécessaire, quatre ou cinq jours après.

Puis attendre trois ou quatre jours. S'il n'y a pas eu d'accident, recommencer ensuite, en diminuant la dose, en donnant XXX gouttes, par exemple.

L'action sur la circulation pulmonaire, sur le cœur, sur la diurèse est très nette, et, si l'on ne peut prétendre sauver ainsi tous ses malades, on peut obtenir des résultats très encourageants.

Le lendemain et le surlendemain, on ne prescrit aucun autre médicament, pas même les injections de caféine.

Cependant si l'adynamie est profonde, si l'asthénie nerveuse est très accusée, on pratiquera des injections d'éther et des injections d'huile camphrée au 1/10ᵉ, si efficaces contre les menaces de collapsus cardiaque.

Sous l'influence de la digitale, le cœur se relève, la température et la dyspnée diminuent, et la diurèse, promptement établie, tend à éliminer les toxines.

En prévision de l'insuffisance hépatique, on favorisera les fonctions du foie et du rein, et on cherchera à tarir les sources d'intoxication, surtout celles de l'intestin.

Le régime lacté, l'antisepsie intestinale par le benzonaphtol, le naphtol ou le bétol, et l'antisepsie buccale rempliront ces indications.

Dans le cas où les injections de caféine, de camphre et d'éther ne suffiraient pas pour lutter contre l'état adynamique et l'asthénie nerveuse, on doit avoir recours au sulfate de strychnine, en injections hypodermiques (deux à quatre demi-seringues par jour, d'une solution à 1/1000ᵉ).

La quinine sera également donnée à la dose de 1 gramme à 1 gr. 50 tous les matins, en trois fois, à une demi-heure d'intervalle, pendant trois ou quatre jours seulement.

Ainsi se trouveront réalisées les indications de la pneumonie, par une thérapeutique que l'on peut appeler *compensatrice*, en se servant des organes sains pour agir sur l'organe malade.

Danlos.

Donner le tartre stibié dans les cas de dyspnée intense, mais il faut le surveiller soigneusement.

Administrer l'oxyde blanc d'antimoine et le kermès, contre l'état gastrique.

Sevestre.

Pneumonie des enfants. — La médication par les bains froids est, chez les enfants, beaucoup plus facile à appliquer que chez les adultes et elle donne généralement de bons résultats dans les cas de pneumonie grave.

Elle est toujours bien supportée; en général, le cœur et l'appareil vasculaire sont, chez les enfants, en bon état.

Les bains sont donnés à 25 ou même 20 degrés et continués pendant dix, douze ou même quinze minutes, suivant l'état de l'enfant et la façon dont ils sont supportés; ils sont répétés quatre ou cinq fois en vingt-quatre heures, à des intervalles à peu près égaux; il y aurait même, dans certains cas, avantage à les répéter plus souvent.

Presque toujours, on observe une modification favorable dès le premier ou au moins le second bain : abaissement de la température, diminution de fré-quence du pouls et de la respiration et surtout cessation plus ou moins complète de l'agitation et du délire, sensation de bien-être accusée par les malades les plus âgés; calme des nuits. En outre, le plus souvent, la défervescence, au lieu de se faire brusquement, comme cela est la règle spécialement chez les enfants, s'annonce en quelque sorte un ou deux jours avant par un abaissement de la température; enfin elle se produit presque toujours avant le septième jour.

Il est bon d'associer à cette médication les injections de caféine, les révulsifs, etc.

Les accidents (menaces de syncope, collapsus), observés quelquefois à la suite des bains dans la fièvre typhoïde, ne se présentent pas dans la pneumonie.

Legroux.

Injections sous-cutanées de quinine.

H. Rendu.

Pneumonie infectieuse. — D'une façon générale, ni la saignée, si utile en certains cas, ni les révulsifs, ni la digitale souvent très mal tolérée, ne sont ordinairement indiqués.

La caféine et l'alcool sont les médicaments à employer.

Mais il faut y joindre le bain froid et surtout l'enveloppement dans le drap mouillé, d'une application beaucoup plus facile en même temps que ses résultats sont beaucoup plus complets.

I. TECHNIQUE.—Une couverture de laine est placée sur un lit de camp; sur cette couverture, on étale un drap de lit plié en deux, préalablement immergé dans l'eau froide et tordu de façon à le faire égoutter.

Cela fait, le malade dépouillé de tout vêtement est couché sur le drap, dont on rabat les côtés sur lui, de façon à l'envelopper intégralement; on rabat pareillement la couverture de laine dont on l'entoure et on met un édredon sur les pieds du sujet.

Le malade reste ainsi dans cette sorte de bain de vapeur, pendant deux à trois heures.

Seules, les premières minutes sont désagréables; à l'impression initiale du froid, succède un sentiment de bien-être, puis de chaleur extrême qui se juge par une sudation abondante et persistante.

Pendant ce temps, la température s'élève parfois d'un demi-degré pendant la première demi-heure; puis elle s'abaisse, et la fièvre tombe pendant plusieurs heures.

Pour faire accepter l'enveloppement dans le drap mouillé, il faut le présenter non pas comme un moyen de refroidissement, mais comme un véritable bain de vapeur, que l'on peut désigner sous le nom de *maillot antiphlogistique*; et de fait, il amène la transpiration, augmente la diurèse, facilite l'expectoration, de telle sorte que de toutes parts, il se fait une élimination de toxines. La température monte d'abord, puis descend lorsque la sudation commence; c'est là l'inverse de ce que produit le bain froid.

II. CONTRE-INDICATIONS. — Les seules contre-indications à ce procédé sont l'algidité et la tendance au refroidissement trop prononcée.

Hutinel.

Faire de l'expectation : n'intervenir qu'avec une grande modération, la pneumonie franche, aiguë, qui est assez fréquente, se terminant généralement par la guérison, si graves que paraissent les symptômes.

Plutôt les stimulants que les débilitants : tel l'acétate d'ammoniaque, qui est recommandé.

Ordonner les boissons abondantes.

Pas de vésicatoire.

Contre l'hyperthermie excessive, donner un bain de 28° C. de trois en trois heures.

Si le cœur faiblit, prescrire la caféine et la digitaline.

Dans la menace de collapsus, injections d'éther.

Jahel-Rénoy.

Faire de l'expectation pure et simple, si on se trouve aux prises avec une pneumonie atténuée ; recourir aux bains froids, si le danger est pressant, l'infection généralisée et qu'il y ait lieu de débarrasser l'organisme et de le soutenir dans sa lutte contre la maladie.

Enfin, si la maladie paraît vraiment locale, recourir à la saignée particlle, comme méthode révulsive, et à de petites doses d'alcool ; ne. pas recourir aux doses inouïes, qui sont couramment prescrites en Angleterre et atteignent l'effroyable quantité de 500 grammes d'alcool et plus par jour. Manié à ce point, l'alcool est dangereux, et il est temps de réagir contre cette dangereuse manière de procéder.

Voilà une conduite bien variable, contre une maladie toujours une, toujours spécifique, et on peut se demander le pourquoi de cette thérapeutique diverse. La réponse est simple.

Contre une maladie atténuée, à évolution rapide, à terminaison constamment favorable, il est inutile de se mettre en frais, il faut laisser à la culture pneumococcique le temps de perdre sa virulence passagère, il faut tâcher de modérer les symptômes douloureux. Il ne faut pas lutter contre la fièvre probablement utile, et les faits donnent raison à cette pratique, les maladies guérissent.

Au contraire, dès qu'on est en présence de formes infectantes, essayer de soustraire le plus rapidement possible l'organisme aux causes d'infection, que celles-ci proviennent du pneumocoque seul ou d'infections surajoutées, secondaires. C'est alors qu'il faut employer le bain froid. Il faut bannir toute médication interne, aussi bien que le traditionnel vésicatoire, qui n'a jamais hâté la guérison d'un pneumonique et qui, bien souvent, a été l'origine d'accidents graves, tant du côté de la peau que des viscères.

H. Barth.

Pneumonie aiguë. — La réfrigération directe est et doit rester une méthode d'exception.

I. Indications. — Inutile dans les formes bénignes, elle doit être réservée pour certaines formes graves.

Le premier soin à prendre, avant d'appliquer les bains froids au traitement de la pneumonie, c'est de rechercher si le cœur, les vaisseaux, les centres nerveux sont en état de les supporter.

Si la réponse à cette question est franchement négative, par exemple chez les cardiaques, chez les diabétiques, chez les athéromateux avancés, il sera prudent de s'abstenir et de ne pas risquer de hâter la catastrophe que l'on ne saurait empêcher. Mais, si on est dans le doute, si, par exemple, l'asthénie cardiaque constatée semble être le résultat de la maladie elle-même, mieux vaut pécher par trop de hardiesse que par trop de timidité.

Il faut bien se persuader d'abord que le refroidissement, tel que l'entendaient nos pères, n'est pas à craindre à la suite du bain. Un malade en pleine fièvre ne prend pas froid. Les seuls dangers à redouter sont la syncope et l'asphyxie, résultant de l'affaiblissement du cœur. Donc, si on a le choix, on n'attendra pas pour commencer les bains que le cœur donne des signes de lassitude; on les instituera dès que la pneumonie prendra une tournure tant soit peu sérieuse. Beaucoup plus encore que dans la fièvre typhoïde, on individualisera le traitement suivant l'âge du malade, sa résistance organique, l'intensité de ses réactions.

A-t-on quelques craintes de collapsus, on donnera les bains presque tièdes, en les refroidissant peu à peu, autant que l'exige le degré de la fièvre.

Si on a affaire à une forme infectieuse, les moyens termes ne suffisent plus, il faut donner des bains tout à fait froids. Pour soutenir l'action du cœur, on usera largement des stimulants avant et après le bain. Si les bains à 18°, répétés toutes les trois heures, ne suffisent pas pour amener une détente de la fièvre, on abaissera encore davantage le degré et on les donnera plus fréquents.

II. TECHNIQUE. — Prescrire un bain froid toutes les quatre heures, 28° à 30° d'abord, puis baisser de 22° à 18°. Si le cœur est en bon état, débuter par le bain à 18°.

A la sortie du bain, la réaction est très forte; elle produit une révulsion énergique, analogue à celle que déterminerait l'urtication.

Comme stimulant, faire prendre un peu de grog avant le bain et du vin chaud après. Dans les cas graves, pratiquer une injection de caféine avant le bain et une injection d'éther après.

Si la fièvre persiste après les premiers bains, abaisser leur température, les jours suivants (18° à 20°).

Les effets du bain froid ne consistent pas seulement dans la soustraction de chaleur. Pendant l'immersion, le froid sur la peau détermine une contracture violente des vaisseaux périphériques et le reflux du sang vers les cavités profondes. Mais la réaction produit un mouvement inverse ; le sang afflue de nouveau vers les vaisseaux cutanés, amène une révulsion énergique, analogue à celle que produirait l'urticaire. Le bain froid amène en outre une excitation du système nerveux, augmente les sécrétions, en particulier la sécrétion urinaire, combat l'hyperthermie, décongestionne le cerveau, le poumon, fortifie le cœur et le système nerveux.

Mais il faut que l'organisme soit en bon état, pour ne pas avoir à souffrir de l'excès de travail qui lui est imposé.

Si le cœur est altéré dans sa substance, il faut craindre la syncope ; si les vaisseaux périphériques sont en mauvais état, ils peuvent se rompre ; si le système nerveux est profondément atteint, il peut y avoir un collapsus mortel.

Cette méthode sera adaptée à l'âge et à l'état du malade, en commençant parfois par des bains tièdes.

PNEUMOTHORAX.

Potain.

Pour éviter la rupture de la perforation, on pourra évacuer complètement le liquide et le remplacer, au fur et à mesure de son extraction, par de l'air stérilisé, destiné à empêcher le déplissement du poumon.

Fernet.

Dans le traitement du pneumothorax, tenir compte avant tout des complications septiques qui peuvent survenir du côté de la plèvre, complications qui sont la règle dans le pneumothorax des tuberculeux et qui en font la gravité toute spéciale.

Dans le pneumothorax simple, il n'y a rien à faire qu'à calmer la douleur et à soulager la dyspnée: à la rigueur, avoir recours aux injections d'air aseptique, conseillées par le professeur Potain.

S'il y a un épanchement séreux peu abondant, il faut d'abord s'en tenir à l'expectation, et plus tard, s'il persiste, on évacue le liquide par la thoracentèse simple ou suivie d'injection d'air aseptique.

Le pneumothorax s'accompagne-t-il d'accidents infectieux, il faut lutter contre ceux-ci. Les remèdes généraux sont inefficaces, il faut faire l'antisepsie locale, désinfecter la plèvre, et les moyens doivent être d'une énergie proportionnée à celle de l'infection.

Dans les cas peu graves, on fera des injections intrapleurales antiseptiques et des lavages. On a conseillé, à cet effet, la liqueur de Van Swieten, la solution aqueuse d'iode au 1/1000e.

Dans les cas plus sérieux, on évacue d'abord le liquide épanché dans la plèvre, puis, au moyen du trocart laissé en place, on injecte le liquide antiseptique. Cette opération est répétée tant que celui-ci ne sort pas bien clair. Avant de retirer le trocart, on laisse dans la plèvre une petite quantité du liquide antiseptique.

Pour le lavage, préférer à la solution d'iode la solution saturée de naphtol.

Enfin, dans les cas très graves d'emblée, ou quand les moyens précédents ont échoué, quand l'épanchement est putride, il faut recourir à la *pleurotomie*.

Cette opération est évidemment moins favorable qu'en cas de pleurésie purulente; elle laissera en général une fistule; mais elle aura sauvé la vie du malade.

La pleurotomie est cependant contre-indiquée quand l'état du poumon est assez mauvais pour mettre en danger la vie du malade, quand le poumon est atteint de lésions incompatibles avec l'existence.

Moizard.

Pratiquer, avec la teinture d'iode diluée, des injections antiseptiques dans la cavité pleurale, pour modifier l'état de la séreuse, détruire les micro-organismes et tarir la sécrétion purulente.

Galliard.

I. TRAITEMENT. — Dans le traitement d'urgence du pneumothorax simple, la *thoracentèse*, parfois inefficace, est susceptible de soulager les malades et même de leur assurer la survie. Elle permet de gagner du temps et d'attendre la période de tolérance.

Elle amène, dans quelques cas rares, la guérison très rapide.

Il faut la pratiquer à l'aide d'un fin trocart, mis en communication avec un pareil aspirateur.

Les canules à demeure ne doivent être employées que si l'on est certain d'avoir affaire au pneumothorax à soupape. Pour qu'elles ne soient pas dangereuses, il faut : 1º assurer leur fixation dans le trajet intercostal, 2º les munir d'une soupape à fonctionnement régulier ou d'un appareil de filtration irréprochable. Les conditions semblent difficiles à réaliser en pratique.

II. COMPLICATIONS. — La thoracentèse peut être suivie d'expectoration albumineuse, complication peu grave.

Elle peut être suivie d'emphysème sous-cutané généralisé, complication très grave.

Lorsque l'emphysème sous-cutané se manifeste à la suite de la thoracentèse, si l'on constate l'existence d'un pyopneumothorax fétide, il faut pratiquer immédiatement la *thoracotomie*, mettre un drain dans la plaie et appliquer un pansement antiseptique.

En dehors de cette circonstance, s'il ne s'agit que d'une simple collection gazeuse, la thoracotomie d'emblée est à rejeter (car elle serait inévitablement suivie d'une suppuration secondaire de la plèvre), à moins qu'il n'y ait gangrène. Il est plus prudent d'avoir recours à la thoracentèse, si une intervention est indispensable.

Albert Mathieu.

On a recommandé de ne pas intervenir précocement dans le pneumothorax à soupape, parce que l'écoulement de l'air par la soupape se fait à chaque mouvement respiratoire et que l'épanchement se produit toujours. Il vaut mieux attendre que la soupape soit cicatrisée et intervenir lorsque l'air ne peut plus pénétrer dans la plèvre.

En cas d'urgence extrême, la ponction doit être faite d'emblée.

PYOPNEUMOTHORAX TUBERCULEUX OU PLEURÉSIE SUPPURÉE.

Dujardin-Beaumetz.

L'opération de la *pleurotomie* peut être faite sans douleur, en injectant une seringue de solution de cocaïne au 1/50e, aux deux extrémités de l'espace dans lequel l'incision doit être pratiquée.

Bouilly.

TECHNIQUE DE LA PNEUMOTOMIE. — Incision des téguments, comme dans l'opération d'Estlander ; pratiquer la résection costale ; faire lentement l'incision du poumon avec le thermocautère au rouge sombre ; faire l'antisepsie et le drainage de la cavité, mais s'abstenir de tout lavage.

Poirier et Jonnesco pensent qu'il est inutile de faire la résection costale pour aborder les cavernes tuberculeuses dans le premier espace.

Cependant il est difficile, chez le vivant, d'aborder largement les grandes cavernes tuberculeuses, sans avoir fait la résection costale.

Merklen.

I. TRAITEMENT PAR L'EMPYÈME. — Il y a avantage à traiter par l'empyème certains cas de pyopneumothorax tuberculeux.

Cette opération était autrefois proscrite chez les tuberculeux, comme pouvant amener des poussées aiguës de tuberculose ; cette crainte n'est pas justifiée et le danger serait plutôt l'infection septicémique résultant de précautions antiseptiques insuffisantes.

L'empyème ne doit pas être rejeté comme étant susceptible de hâter la marche de la tuberculose. Cette opinion a été défendue autrefois, c'est sur elle que l'on s'est appuyé pendant longtemps pour proscrire toute espèce d'opération chez les tuberculeux ; mais il n'en est plus de même aujourd'hui et l'on tend généralement à faire bénéficier les tuberculeux, aussi bien que les autres malades, des progrès de la chirurgie.

Un foyer purulent dans la plèvre ne saurait être utile, même à un tuberculeux.

Les lavages, les injections intra-pleurales peuvent permettre de traiter directement les foyers tuberculeux par l'absorption de solutions susceptibles d'arrêter la formation du pus et de troubler l'évolution des bacilles.

II. Traitement par la pleurotomie. — La pleurotomie simple donne des résultats aussi satisfaisants que la pleurotomie avec résection des côtes.

La pleurotomie ne saurait être conseillée dans tous les cas de pyopneumothorax tuberculeux, pas plus qu'elle ne doit être faite dans toutes les pleurésies purulentes tuberculeuses.

III. Indications. — Pour que l'opération ait des chances de succès, il faut :

1° Que les lésions pulmonaires ne soient ni trop profondes ni trop étendues;

Si les lésions pulmonaires sont étendues et profondes, on s'abstiendra de soumettre un malheureux phtisique à une intervention toujours grave par elle-même et dont le moindre inconvénient sera d'empoisonner ses derniers jours par les grands pansements, les lavages de la plèvre et toutes les tortures de la suppuration intarissable;

2° Que le pyopneumothorax soit de date récente.

S'il est ancien, on peut craindre que le poumon, refoulé dans la gouttière costo-vertébrale, n'ait contracté des adhérences qui l'empêchent de se dilater et de combler le vide pleural. Toutefois, il n'est pas possible d'établir à cet égard une règle absolue.

Netter.

Traitement par l'empyème. — Sans méconnaître la gravité de l'incision large dans le pyopneumothorax des tuberculeux, il faut avoir recours sans hésiter à l'empyème, toutes les fois que l'examen bactériologique fait découvrir, dans le liquide pleural, indépendamment du bacille de Koch, des micro-organismes pyogènes ou saprophytes révélant une infection secondaire.

SCLÉROSE DU POUMON.

Ducastel.

Contre les crises aiguës, congestives ou phlegmasiques, qui traversent si souvent l'évolution des scléroses pulmonaires et compromettent l'existence des malades, prescrire les décongestionnants : ventouses sèches ou scarifiées, ipéca à doses nauséeuses (50 à 75 centigr. dans une potion de 125 gr.).

La médication sulfureuse doit être évitée ou employée avec précaution, car elle semble réveiller ces poussées aiguës.

Dans les périodes intermédiaires, recommander les bains chauds.

H. Barth.

I. Traitement. — Lorsque la sclérose du poumon s'est établie, à la suite d'une phlegmasie aiguë ou sub-aiguë, dont la résolution s'est incomplètement effectuée, il faut empêcher l'altération d'envahir les parties restées saines. Pour ce motif, il est indispensable d'éviter les retours de bronchite ou de broncho-pneumonie, d'écarter toutes les causes de fatigues du cœur, de modérer les efforts physiques.

S'il se déclare de l'hémoptysie, s'efforcer de calmer la toux, les efforts respiratoires et l'éréthisme cardiaque. Dans ce but, injecter la morphine à dose suffisante pour provoquer le sommeil (1 centigr. à 2 centigr.). Au réveil, si la toux se reproduit, renouveler l'injection.

II. Régime. — Repos absolu au lit, lait froid, glace pour calmer la soif.

12.

SPLÉNO-PNEUMONIE.

Grancher.

Spléno-pneumonie des enfants. — Révulsion faite sur le côté malade, sous forme de badigeonnages de teinture d'iode, de ventouses sèches, de pointes de feu.

A la période de convalescence, alimenter et tonifier le malade du mieux que l'on pourra : surveiller surtout le poumon.

Beaucoup de ces malades, étant des tuberculeux en puissance, relèvent de la thérapeutique de la tuberculose.

SYPHILIS PULMONAIRE.

Dieulafoy.

Syphilis tertiaire du poumon. — Iodure de sodium, à la dose de 10 à 15 grammes.

Au traitement spécifique, ajouter des fortifiants : sirop d'iodure de fer, arsenicaux, etc.

Lancereaux.

Syphilis héréditaire des poumons. — Le traitement sera prompt et énergique.

Le plus souvent chez l'adolescent, et à plus forte raison chez l'adulte, le mercure et l'iodure de potassium, même à doses convenables, ne parviennent pas à faire disparaître entièrement la lésion pulmonaire, ce dont il est facile de se rendre compte, si l'on remarque qu'au bout d'un certain temps la sclérose syphilitique s'organise en un tissu définitif qui ne laisse plus de prise aux agents thérapeutiques, incapables de transformer ce tissu, ainsi qu'il arrive lorsqu'il s'agit d'éléments jeunes et agglomérés sur un point circonscrit.

Mais leur action n'est pas moins utile, car, en combattant ces derniers, ils arrêtent le processus syphilitique.

Hallopeau.

Syphilides des voies respiratoires. — Les combattre par l'inhalation de vapeurs obtenues, en faisant tomber une pincée de cinabre sur une pelle rougie.

Jullien.

Syphilis tertiaire du poumon. — La syphilis du poumon se présente avec un tel cortège de symptômes trompeurs que le diagnostic en est très rarement fait. On l'englobe parmi les maladies scléreuses ou les tuberculoses, en la privant du seul traitement spécifique susceptible d'amener sinon la guérison, du moins l'atermoiement.

Contre ces lésions tertiaires, appliquer la méthode de Scarenzio-Smirnoff, qui est d'une grande efficacité; faire six injections de calomel; y joindre l'iodure de potassium, pris dans des lavements de lait.

Si la faiblesse s'accroît, recourir aux injections de Brown-Séquard; on en obtient tout le parti que notre thérapeutique spéciale sait tirer d'une si précieuse ressource.

On ne peut pas avoir la prétention de guérir une telle maladie, cependant le malade semble grandement amélioré.

THORACENTÈSE.

Verneuil.

On abuse de la thoracentèse et, de ce fait, la transformation de la pleurésie séreuse en pleurésie purulente devient aujourd'hui plus fréquente que jadis ; mais le danger de cette transformation diminue chaque jour et il diminuerait encore, si on avait toujours soin de prendre les précautions que la thoracentèse exige.

La ponction, d'ailleurs, n'est pas toujours indispensable, lorsque la suffocation est imminente ; souvent, en effet, en pareil cas, une simple piqûre de morphine suffit à faire disparaître les accidents dyspnéiques.

Potain.

I. APPAREIL INSTRUMENTAL. — L'idée de réduire à une simple aiguille, les instruments à l'aide desquels, dans les épanchements pleuraux, on pratique l'évacuation des liquides, en y adjoignant l'aspiration, appartient à M. le professeur Dieulafoy.

Je n'ai fait que modifier son instrument primitif, pour le rendre mieux applicable à la thoracentèse en particulier.

J'ai adjoint à cet instrument un appareil manométrique commode, permettant de se rendre compte, à chaque instant de l'opération, des modifications apportées à la pression intra-pleurale, ce qui, dans certains cas de pleurésie ancienne, est extrêmement utile et est le seul moyen d'éviter des accidents graves. Cela m'a permis de poursuivre l'étude des variations de la pression pleurale.

II. INDICATIONS. — Il y a des cas de pleurésie

dans lesquels ce serait une faute grave de ne point faire la *thoracentèse*, et il y en a d'autres, dans lesquels on aurait le plus grand tort de la faire. C'est affaire d'indication et d'opportunité. Cette indication d'opérer doit se tirer de quatre ordres de considérations distincts :

1° Les *troubles fonctionnels* ; 2° *l'abondance de l'épanchement* ; 3° *l'âge de l'épanchement* ; et 4° la *nature de l'épanchement*.

1° *Troubles fonctionnels.* — La dyspnée très accentuée est une indication d'opérer, non par elle-même, mais à cause de l'abondance du liquide qui la produit ordinairement, mais encore convient-il de s'assurer qu'elle est le fait de l'épanchement. La dyspnée est d'ailleurs un signe très infidèle, qui peut faire défaut alors que l'épanchement est excessif.

On peut en dire autant de la cyanose.

Quant à la tendance syncopale, c'est un signe qu'il faut encore moins attendre, car il prévient souvent trop tard.

Les troubles fonctionnels surviennent trop tardivement, ou font complètement défaut, ou peuvent être rattachés à des causes indépendantes de l'épanchement (bronchite capillaire, granulie aiguë, etc.) ; ils ne peuvent donc être considérés comme des indications précises ; cependant lorsqu'on les observe chez des sujets porteurs d'un épanchement abondant, ils constituent une raison de plus pour se hâter.

2° *Abondance de l'épanchement.* — Aussi longtemps que le liquide n'atteint pas le niveau de la clavicule, on peut attendre ; mais si ce niveau est dépassé, si surtout le poumon paraît affaissé et qu'on constate quelques signes de distension de la cavité pleurale, il y a indication urgente d'opérer, parce que le danger de mort subite s'accroît et parce que la résorption sera plus longue. On reconnaîtra l'existence d'un épanchement abondant lorsque, la matité remontant jusqu'à la clavicule, le diaphragme est abaissé, le médiastin refoulé, la paroi thoracique amplifiée.

3° *Age de l'épanchement.* — Il y a lieu d'extraire le liquide aussitôt qu'on n'a plus d'espoir raisonnable de le voir se résorber assez promptement sous l'influence des moyens médicaux. Cette époque a été fixée par quelques auteurs à trois semaines et par d'autres à vingt-cinq jours.

4° *Nature de l'épanchement.* — La nature de l'épanchement ne peut être déterminée avec certitude qu'à la ponction ; jusque-là on ne peut avoir que des présomptions, mais elles suffisent pour autoriser la ponction.

III. Technique. — Pour éviter la rencontre de la côte, le trocart doit pénétrer doucement dans la peau et vivement à travers l'espace intercostal jusque dans la cavité.

Reste à décider dans quelle mesure doit être évacué le contenu de la plèvre.

L'évacuation complète exposant à des accidents multiples et graves, proportionner l'abondance de l'évacuation à celle de l'épanchement et extraire environ la moitié du liquide.

Thoracentèse dans les épanchements consécutifs au pneumothorax. — I. Indications. — S'il y a pneumothorax avec épanchement considérable, vu la gêne extrême de la respiration, pratiquer la thoracentèse, faire l'extraction totale du liquide, mais en le remplaçant par de l'air introduit au fur et à mesure, de façon à éviter toute expansion du poumon. L'air ainsi injecté doit avoir été préalablement stérilisé, suivant les procédés de Pasteur.

II. Manuel opératoire. — L'appareil instrumental se compose de deux flacons à deux tubulures. Chacun de ces flacons est muni d'un tube de verre

plongeant jusqu'au voisinage du fond, et les deux
tubes sont réunis par un tuyau de caoutchouc permettant de faire passer les liquides de l'un dans
l'autre, par le mécanisme du siphon. A l'un des deux
flacons est adapté un tube ne plongeant pas et se continuant par un mince tuyau de caoutchouc terminé
par une aiguille creuse.

Le flacon destiné à contenir l'air stérilisé est rempli d'une solution phéniquée forte. Le liquide remplit
en outre le tube destiné à faire siphon et s'élève dans
l'autre flacon assez pour faire plonger le tube. Un
autre tube de verre, rempli de ouate et fermé par un
bouchon de liège, est plongé dans une étuve à 200°
pendant deux heures. Il porte à son extrémité l'aiguille
du trocart et communique d'autre part avec un appareil de Liebig contenant la solution phéniquée. Il
suffit dans ces conditions d'abaisser le flacon vide
pour que l'air se précipite dans le flacon plein, après
avoir traversé les boules de Liebig et la ouate stérilisée.

Cette opération est une conséquence naturelle et
assurée des doctrines pasteuriennes. Son avantage
est double :

1° Elle évite la rupture de la cicatrice, trop récente
encore, de l'ouverture pleuro-bronchique, rupture qui
ne manquait guère de se produire quand on obligeait
le poumon à se distendre par l'extraction du liquide
dont il était entouré.

2° L'injection d'air, plusieurs fois renouvelée, permet au poumon de demeurer affaissé, de bénéficier de
son immobilisation et de cicatriser non seulement sa
fistule, mais aussi la lésion tuberculeuse. Les signes
d'épanchement disparaissent peu à peu, en même
temps que les signes cavitaires. Le malade reprend son
embonpoint; il n'y a plus de bacilles dans les crachats
d'ailleurs fort rares et l'appétit devient normal.

Plusieurs malades ont été guéris de la sorte, si

bien que l'un d'eux a pu s'engager comme chanteur dans un café-concert.

En résumé :

1° La thoracentèse, bien faite et faite à propos, ne provoque pas la suppuration des épanchements séreux de la plèvre ;

2° La multiplication des pleurésies purulentes dont on l'accuse est plus apparente que réelle et ne doit pas lui être attribuée ;

3° Les indications peuvent être soumises à des règles très précises et très fixes dont il importe de ne pas s'écarter ;

4° Elle doit toujours être envisagée comme une opération sérieuse et par suite, elle doit être entourée de toutes les précautions nécessaires ;

5° C'est une faute tout aussi grande de s'en abstenir quand elle est nécessaire, que de la pratiquer à tort ou de la mal faire.

Dieulafoy.

I. Indications. — En règle générale, on ne doit pas attendre l'oppression extrême, la dyspnée prononcée pour intervenir ; l'intensité de ces phénomènes fonctionnels n'est nullement en rapport avec l'abondance de l'épanchement ; il n'est pas rare, au contraire, de les voir s'amender à mesure que le niveau du liquide s'élève dans la cavité thoracique ; or c'est précisément l'irritation déterminée par l'accroissement de l'exsudat, le déplacement des viscères consécutifs qui sont les principales causes de la mort subite ; attendre la cyanose et la suffocation serait donc imprudent.

C'est l'abondance de l'épanchement qui fournit l'indication capitale. Tant que l'épanchement est inférieur à 1,800 grammes, il est permis de s'abstenir; dès qu'il dépasse cette limite, il faut absolument ponctionner la paroi thoracique, sous peine d'exposer le malade à la mort subite; peu importe la date du début, peu importe que le malade soit ou non dyspnéique.

Il est impossible de se baser sur la durée du mouvement fébrile, en raison des allures irrégulières de la maladie, en raison de l'impossibilité d'établir une relation entre la marche de la fièvre et l'abondance de l'épanchement.

Il est dangereux d'attendre la dyspnée ou la menace de suffocation; la dyspnée n'a, dans ce cas, aucune valeur. Il est des malades dont l'épanchement pleural dépasse 2 litres et qui n'ont, pour ainsi dire, pas de dyspnée. Et cependant, ces épanchements sont une cause relativement fréquente de mort subite, mort qui, du reste, est difficile à expliquer. Donc la dyspnée est un signe infidèle et un guide trompeur.

La quantité de liquide reste donc la seule indication nette, précise, urgente. Or, l'exploration physique fournit des moyens parfaitement suffisants d'apprécier le volume de l'exsudat; lorsque en arrière on ne trouvera plus ni sonorités ni vibrations; lorsque, en avant, le son skodique aura disparu, et sera remplacé par la submatité; lorsque le maximum du bruit systolique aura atteint le bord droit du sternum, on pourra facilement évaluer à 2 litres la quantité de liquide épanché dans la plèvre et il ne sera plus permis de retarder l'intervention.

Il faut se baser sur la nature de la matité, sur la disparition des vibrations thoraciques et sur le déplacement des organes.

En ce qui concerne la matité, la percussion doit être pratiquée doucement et sans bruit, de manière à laisser au son produit toute sa valeur. Pour constater la disparition des vibrations thoraciques, il importe

que le malade compte doucement et avec lenteur.
Enfin, quand la pleurésie est à gauche, il est facile
de constater que le maximum du bruit systolique
cardiaque siège au bord droit du sternum, ou entre
le sternum et le sein droit. Chez un adulte, ces
signes dénotent que l'épanchement atteint ou avoisine
2 litres. Du côté droit, le foie se laisse difficilement
abaisser, mais lorsqu'il commence à déborder les
fausses côtes, on peut être certain que le liquide
épanché dépasse 1,800 grammes. Dans tous ces cas,
la thoracentèse est urgente ; elle s'impose.

Ce qu'il faut savoir, c'est que la pleurésie gauche
est peut-être moins redoutable que la droite, contrairement à ce qu'on croit généralement.

II. Manuel opératoire. — La pratique de la thoracentèse nécessite diverses conditions, dont la plus
importante est évidemment une scrupuleuse antisepsie. Il est devenu banal, depuis quelques années, de
recommander le lavage consciencieux de la peau à
l'alcool et au sublimé, le flambage ou le bouillisage
prolongé du trocart, l'aseptisation minutieuse des
mains de l'opérateur ; c'est le secret qui fait réussir
les uns, là où les autres échouent ; car le manuel
opératoire en lui-même est d'une grande simplicité.

Se servir d'un instrument de petit calibre (aiguille n° 2) ; cette condition a une certaine importance,
car elle permet de retirer lentement le liquide et
n'expose que fort peu à la blessure du poumon par
l'extrémité acérée de l'aiguille.

Une question fort intéressante dans la pratique a été
discutée et résolue de différentes manières : c'est celle
de savoir la quantité maxima de liquide que l'on est
en droit de retirer en une seule séance. Ne jamais
dépasser 1 litre. On peut observer, en effet, à la suite
de l'opération, des accidents asphyxiques, un œdème
aigu du poumon avec toux quinteuse incessante et

expectoration albumineuse ; or, on évitera à coup sûr ces accidents, si l'on se tient dans les limites indiquées.

Si l'épanchement est très abondant, on peut aller jusqu'à 2000 et 3000 grammes, mais il est préférable de pratiquer deux ponctions successives à un ou deux jours d'intervalle, si le liquide restant ne se résorbe pas de lui-même, ce qui arrive fréquemment.

III. Accidents consécutifs. — On a reproché à la thoracentèse de provoquer des congestions pulmonaires, qui se traduiraient par de la toux, de la dyspnée, de l'expectoration albumineuse et qui se termineraient parfois par la mort.

C'est généralement lorsqu'on a retiré une trop grande quantité de liquide ou quand l'opération a été faite trop rapidement que l'on a observé des accidents graves. Lorsqu'on enlève brusquement un épanchement considérable, on s'expose à d'assez graves accidents. Le poumon se déplisse plus ou moins rapidement et l'air se précipite dans les bronches, pendant que le sang envahit le domaine de l'artère pulmonaire; alors la toux se produit par le contact nouveau de l'air contre le poumon primitivement contracté. En même temps, du côté des vaisseaux sanguins, l'excès de pression peut amener une extravasation de sérosité à laquelle on a improprement donné le nom d'*expectoration albumineuse*. Cette extravasation du sérum sanguin peut même gagner les bronches du côté opposé par l'intermédiaire de la trachée, et alors l'asphyxie se produit. C'est en se basant sur ces considérations que l'on juge utile de fractionner l'opération.

Le principal reproche adressé à la thoracentèse a été la transformation possible de l'épanchement séro-fibrineux en pleurésie purulente. Or, jamais la ponction pratiquée dans de bonnes conditions n'a provoqué la formation du pus par le traumatisme de la plèvre inflammée. Jamais un épanchement séro-fibrineux ou hémorragique ne devient purulent. Quand cette transformation semble s'être produite, c'est le fait d'une illusion ou, mieux encore, le fait d'une étude incomplète du liquide épanché.

En effet, on prend souvent à tort le liquide de la première ponction pour un liquide séro-fibrineux de bonne nature; mais, si on l'étudie au point de vue histologique et bactériologique, on constate qu'il est fort riche en globules blancs (ce qui peut être une phase initiale de purulence) et, en outre, qu'il contient les microbes habituels de la suppuration. Par conséquent, alors qu'on a cru ponctionner une pleurésie simple, on a eu affaire à une pleurésie en voie de purulence, aux différentes phases de son évolution.

En résumé :

1° L'urgence de la thoracentèse ne peut et ne doit être basée que sur l'évaluation de la quantité du liquide épanché ;

2° La thoracentèse est absolument inoffensive et exempte de tout incident, quand on a soin de ne pas retirer plus d'un litre de liquide en une séance ;

3° La thoracentèse, pratiquée avec les procédés antiseptiques connus, ne transforme jamais une pleurésie séro-fibrineuse en pleurésie purulente.

Tillaux.

Un accident possible dans la thoracentèse, c'est la blessure du diaphragme, que l'on pourrait intéresser, en pénétrant à travers les deux derniers espaces intercostaux. Il n'y a rien à craindre à cet égard, en s'engageant entre la huitième et la neuvième côte, par exemple. Il n'est pas d'ailleurs nécessaire d'opérer sur le point le plus déclive de l'épanchement, précaution rendue inutile par la position horizontale du

sujet et surtout par l'emploi des méthodes d'aspira-
ration aujourd'hui en faveur.

Proust.

N'avoir recours à la thoracentèse que vers le quinzième jour et quand il n'y a plus de fièvre. Évacuer
tout le liquide épanché en une seule fois ; ne s'arrêter
que lorsque le malade commence à tousser.

Péan.

Le plus important, c'est d'ouvrir largement la plèvre,
et de donner une issue facile au pus.

Les résections costales sont des opérations toujours
graves et on ne doit y avoir recours qu'en cas d'urgence absolue.

Constantin Paul.

Il faut attendre que la fièvre ait cessé pour intervenir et il faut retarder l'opération jusque vers le
vingtième jour.

Quand on fait la thoracentèse, retirer toujours tout
le liquide que contient la plèvre.

La transformation purulente du liquide ne se fait
qu'à la suite de l'emploi d'un instrument insuffisam-
ment aseptique.

THORACOPLASTIE.

Quénu.

Le malade étant endormi, faire une incision verticale de 15 centimètres environ, en arrière de la ligne
axillaire postérieure, contre le bord axillaire de l'o-

moplate ; on passe ensuite entre les fibres du grand dorsal, sans les intéresser beaucoup et on sectionne transversalement le grand dentelé ; les côtes sont serrées les unes contre les autres et réséquées au moyen du costotome de Farabœuf, dans une étendue de 2 centimètres environ. Cette résection porte vraisemblablement sur les 4e, 5e, 6e, 7e, 8e, 9e et 10e côtes. Au-dessous, on trouve la plèvre épaissie.

D'autre part, mener une incision verticale antérieure derrière le mamelon et, après écartement de quelques fibres des pectoraux, arriver sur les trois grandes digitations du grand dentelé et sur les côtes. Six de celles-ci sont réséquées dans l'étendue de 1 centimètre et demi à 2 centimètres ; s'assurer alors que le plastron thoracique, ainsi détaché, s'enfonce facilement sous l'influence d'une pression exercée avec la main.

Ensuite on mène de la fistule pleurale à l'incision antérieure une incision transversale, la côte correspondante est entièrement réséquée et la plèvre incisée. La cavité pleurale est grattée avec la curette, puis touchée au chlorure de zinc.

Les deux incisions verticales sont complètement réunies par des sutures, l'antérieure sans drain, la postérieure avec un gros drain au point déclive. L'incision transversale est suturée, traversée par un gros tube destiné à drainer la plèvre.

Pansement sec iodoformé.

TOUX.

Dujardin-Beaumetz.

Toux chez les enfants. — Prescrire :

Bromure de potassium.....	2 gr.
— d'ammonium ...., ...	2 —

Bromure de sodium............... 4 gr.
Eau .... } àà 60 —
Sirop de chloral............ }

1° Si l'enfant a 1 ou 2 ans: une cuillerée à café,
2° Si l'enfant a 3 ans: une cuillerée à dessert.
A prendre, matin et soir, dans un verre de lait.

Cadet de Gassicourt.

Toux chez les enfants. — Prescrire :

Sirop de belladone............. 50 gr.
   —   de Tolu................. 150 —

Une cuillerée à dessert, matin et soir; chaque cuillerée contient 75 centigrammes de sirop de belladone.

Jules Simon.

Toux chez les enfants. — Prescrire :

N° 1. Teinture de belladone.... } àà 5 gr.
      Alcoolature d'aconit...... }

On mélange cette préparation avec 75 grammes de
sirop simple, dans les proportions suivantes, variant
avec l'âge :

1 an .... X gouttes.
2 ans........................ XX —
3 ans........................ XXX —

Une cuillerée à café de la potion, toutes les heures.

N° 2. Bromure de potassium....... 1 gr.
      Musc........................ 0 — 20
      Hydrolat de tilleul .... } àà 50 —
         —   de fleurs d'oranger. }
      Sirop simple................ 20 —

Une cuillerée à café, tous les quarts d'heure.

Descroizilles.

Toux de la rougeole. — Prescrire une préparation calmante, ainsi formulée :

Alcoolature d'aconit..........	20 centigr.
Extrait de belladone.........	1 —
Sirop de guimauve..........	3 gr.
— de capillaire	10 —
Eau de fleurs d'oranger......	30 —

A prendre par cuillerées a café.

Henri Huchard.

Toux de la bronchite ou de la phtisie. — Prescrire la *potion calmante et balsamique* suivante :

Sirop de Tolu...............	} åå	60 gr.
— de bourgeons de sapin...		
— diacode...............	} åå	30 —
— de coquelicots.		
Eau de laurier-cerise		20 —

Dose quotidienne : 3 à 4 cuillerées à soupe.

Moutard-Martin.

Toux nerveuse. — Se servir d'une solution de cocaïne au 1/50°, en applications locales sur le fond de la gorge; ce moyen donne d'excellents résultats.

TRACHÉO-BRONCHITE.

Germain Sée et Lépine.

Trachéo-bronchite aiguë. — Prescrire la terpine ou hydrate de térébenthine.

Cette substance se présente sous la forme de cristaux prismatiques à base rhomboïde, incolores, peu solubles dans l'eau, mais solubles dans l'alcool et la glycérine. Elle est parfaitement tolérée par l'estomac et elle est d'une digestibilité absolue : à la dose de 50 centigrammes à 1 gramme par jour, elle tarit rapidement l'expectoration muco-purulente de la bronchite à son déclin.

Dujardin-Beaumetz.

Prescrire le terpinol.

C'est un dérivé de la terpine, qu'on obtient, en faisant agir sur cette dernière l'acide chlorhydrique ou l'acide sulfurique et en distillant les mélanges. Il présente l'aspect d'un liquide huileux, incolore, à odeur suave rappelant celle de la jacinthe.

Administré à la dose de 50 centigrammes ou 1 gramme par jour, il est bien toléré par l'estomac et rapidement absorbé; il s'élimine en grande partie par la muqueuse bronchique, comme le prouve l'odeur de jacinthe, que prend l'haleine du malade et qui persiste plus de vingt-quatre heures après la cessation du médicament.

La forme la plus commode pour prescrire le terpinol est celle des capsules, généralement dosées à 10 centigrammes. Le malade en prendra de deux à quatre, au commencement de chaque repas. Les résultats sont plus rapides et plus complets qu'avec la terpine.

H. Barth.

Trachéo-bronchite simple, a frigore. — Dès l'apparition de l'angine ou du coryza précurseurs, on prescrira le repos absolu à la chambre, surtout pour les sujets délicats ou prédisposés aux affections des or-

13.

ganes respiratoires. On donnera une dose de 0 gr. 50 de sulfate de quinine en une seule fois.

Contre la congestion céphalique du début, on prescrira, trois fois par jour, X gouttes de la teinture suivante :

> Teinture d'aconit. . . . . } àà 5 gr.
>   —   de jusquiame . . . . }

Contre la sensation de brûlure rétro-sternale : cataplasmes sinapisés, le soir, *loco dolenti*.

Pour combattre la toux, chaque soir, une cuillerée à soupe du sirop suivant :

> Sirop de Tolu . . . . } àà 30 gr.
>   —   de codéine . . . . }
> Eau de laurier-cerise. . . . .   15 —

A cette période de début, il ne faut pas chercher à provoquer la sudation forcée.

A la période d'état, si la fièvre est forte, l'irritation bronchique très prononcée, il est bon de prescrire un vomitif, l'ipéca de préférence. Chez les personnes très vigoureuses, on peut le remplacer avec avantage par un éméto-cathartique.

Quand le vomitif n'est pas nécessaire, on peut le remplacer par un expectorant, la potion au kermès, par exemple.

Quand la trachéite est très marquée, avec chatouillement, il sera utile de faire prendre les granules suivants :

> Extrait thébaïque . . . . } àà 0 gr. 01
>   —   de jusquiame. . . . . . . }

Pour un granule ; en prendre un toutes les quatre heures.

Chez d'autres malades, le chatouillement est seulement nocturne. On se trouvera bien alors de la préparation suivante :

Sulfate de quinine .... 0 gr. 15
Extrait de belladone............ 0 — 01

Pour une pilule. Une, matin et soir.

On peut observer alors une rougeur des téguments, due au médicament. Elle est sans danger, mais il est bon de prévenir le malade.

Pendant toute cette période, il faut garder le malade sinon au lit, au moins à la chambre.

A la période de déclin, l'indication principale est de tarir les crachats. On y arrivera par l'emploi des vapeurs sulfureuses, des balsamiques. Outre les préparations classiques, la créosote peut être utilisée avec avantage. Enfin, la terpine rend, en pareil cas, de réels services. On peut l'administrer d'après les formules suivantes :

No 1. Elixir de Garus............. 200 gr.
Terpine.................... 2 — 50

Deux à quatre cuillerées à soupe, par jour.

No 2. Terpine...................... 2 gr. 50
Glycérine à 30°...........
Alcool à 95°............. } ââ 35 —
Sirop de sucre...........

Une cuillerée à soupe, matin et soir.

Quand l'expectoration est peu abondante, mais qu'il reste de la gêne de la respiration, on fera prendre utilement de faibles doses d'iodure de potassium ou de sodium (0 gr. 25 à 0 gr. 50 par jour).

TRACHÉOTOMIE.

Péan.

A l'époque où j'ai fait construire [la canule à trachéotomie avec mandrin par Mathieu père, les chirurgiens pratiquaient la trachéotomie de deux façons différentes.

Les uns, comme Trousseau, allaient, dans un premier temps, à la recherche de la trachée, en incisant successivement les diverses couches qui la recouvrent et liaient les vaisseaux, à mesure qu'ils se présentaient.

Les autres, comme Maisonneuve, se servaient d'un instrument imitant l'aiguille coudée de Deschamps, et tranchant sur sa concavité; ils ouvraient d'un seul coup la trachée et les parties molles.

Ce dernier procédé n'est guère applicable que chez les jeunes enfants. Chez l'adulte, le volume des vaisseaux prétrachéaux oblige à plus de ménagements et rend indispensable l'opération en deux temps. C'est, en effet, pour se mettre à l'abri des hémorragies que, de nos jours, la plupart des chirurgiens continuent à mettre à nu la trachée dans un premier temps et sectionnent successivement les diverses couches ; quelques-uns, pour mieux éviter la perte de sang, ont même recours au thermocautère ou au galvanocautère. Après avoir constaté que ces instruments ne sont pas eux-mêmes assez sûrement hémostatiques, je les ai rejeté pour cette opération, comme pour toutes les autres; j'ai continué à me servir du bistouri, en me contentant de faire le pincement temporaire des vaisseaux, méthode qui abrège la durée de l'opération et rend les ligatures inutiles.

Toujours à la même époque, le deuxième temps de l'opération se faisait de la façon suivante : la trachée et la partie inférieure du larynx, après avoir été mises à nu, étaient incisées avec le bistouri, puis l'incision était dilatée à l'aide d'une pince à trois branches, telle que celles de Trousseau, de Verneuil, de Laborde, assez largement pour qu'on puisse faire pénétrer entre leurs mors une double canule dans la trachée.

Le placement de ces mors dilatateurs était facile, mais ils étaient métalliques, par conséquent rigides et obturaient en partie la plaie laryngo-trachéale, ce qui gênait considérablement l'introduction des canules.

C'est alors que j'eus l'idée de transformer la canule interne en un mandrin conducteur et de disposer celui-ci de façon que son extrémité libre, taillée en coin, fût assez aiguë et assez mince pour passer aisément dans la plaie faite par le bistouri et pour la dilater progressivement jusqu'à son point de jonction avec la canule externe.

A ce niveau, son volume se raproche assez de celui de cette dernière pour qu'ils puissent tous deux s'engager sans efforts et sans secousses dans la trachée. Afin que le mandrin conducteur ne pût empêcher le passage de l'air au cours de son introduction, j'eus soin de canaliser sa portion centrale aussi largement que possible, d'où le nom de *mandrin conducteur creux aérifère*, qui lui a été donné.

Pour faciliter l'introduction du mandrin et de la canule, on peut adapter au mandrin un manche, qui guide plus sûrement la canule et permet de mieux éviter l'inconvénient, assez fréquent et si grave, d'introduire celle-ci à côté de la trachée ; ou bien on peut substituer à ce manche un autre mandrin d'un numéro supérieur ou inférieur, qui s'unit à lui en S.

Le calibre de ces mandrins diffère naturellement pour l'adulte, pour l'enfant, et même pour les différents sujets. Les mandrins réunis ont donc l'avantage de pouvoir être immédiatement utilisés l'un à la place de l'autre.

Comme on le voit, grâce au pincement des vaisseaux, grâce à ce mandrin porte-canule, j'ai notablement simplifié la technique de la trachéotomie.

C'est ce qui explique pourquoi bon nombre de spécialistes l'ont adopté, dès qu'ils l'ont connu.

Gouguenheim.

Trachéotomie chez l'adulte. — MANUEL OPÉRATOIRE. — Pratiquer cette opération, en se contentant de l'anesthésie par la cocaïne; inciser couche par couche; apporter dans la technique habituelle une modification qui parait présenter quelque intérêt et qui consiste, après l'incision des parties molles, à faire, à la partie supérieure de la plaie, avec la pointe du thermocautère, une simple ponction de l'aponévrose, dont la section est ensuite complétée sur une sonde cannelée engagée par l'orifice ainsi ouvert jusqu'à la partie inférieure de la plaie.

Il ne reste plus alors qu'à ouvrir la trachée au bistouri.

Trachéotomie chez les tuberculeux, les syphilitiques ou les cancéreux. — Faire sur la peau, au-dessous du cricoïde, une incision de 2 centimètres, couche par couche.

Arrivé sur l'aponévrose du cou, ponctionner le cricoïde, à sa partie supérieure, avec la pointe du thermocautère; introduire par cette ouverture une sonde cannelée jusqu'à la partie inférieure de la plaie, puis sectionner avec le thermocautère l'aponévrose ainsi chargée sur la sonde.

Avec deux écarteurs, séparer les interstices musculaires, récliner l'isthme du corps thyroïde et le plexus veineux, puis ponctionner avec le bistouri la trachée découverte et y introduire aussitôt la canule de Krishaber.

Cette opération, grâce au petit perfectionnement du thermocautère, se fait aisément sans hémorragie, et permet aux malades de se lever dès le lendemain.

TUBERCULOSE.

Potain.

Tuberculose pulmonaire chez les enfants. — Prescrire la mixture suivante :

Chlorure de sodium	10 gr.
Bromure de sodium	5 —
Iodure de potassium	1 —
Eau distillée	100 —

Faire dissoudre. Une cuillerée à café, tous les matins, dans une tasse de lait.

Tuberculose et syphilis pulmonaire. — En dehors des moyens ordinaires, locaux et généraux, dirigés contre la tuberculose et contre la cachexie, et malgré la présence des bacilles, donner le traitement antisyphilitique qui a souvent d'excellents et rapides résultats. C'est même dans ce cas de guérison rapide que l'on peut dire avec raison : *Naturam morborum ostendunt curationes.*

Le mieux, dans ce cas, est de recourir au traitement mixte. Donner le mercure en frictions, afin de ménager les voies digestives et de pouvoir administrer longtemps l'iodure par la bouche à doses assez fortes, quoique souvent les troubles que l'iodure apporte aux fonctions digestives constituent un des côtés fâcheux du traitement spécifique dans ces associations de syphilis et de tuberculose.

Le mercure seul pourrait peut-être suffire, puisque, d'après l'observation d'un auteur italien, un homme que l'on croyait tuberculeux, ayant pris par la bouche l'onguent napolitain qu'on lui avait ordonné en frictions contre des *pediculi pubis*, guérit de sa phtisie.

De même, dans d'autres cas, l'iodure de potassium, ordonné seul, a paru avoir une action rapide.

Malgré cela, chez la plupart des syphilitiques à lésions pulmonaires, l'association des deux médicaments semble nécessaire, et il vaut mieux les ordonner tous deux, quand l'intégrité des voies digestives, l'absence de cachexie trop avancée ne contre-indiquent pas l'un ou l'autre.

Bouchard.

Tuberculose pulmonaire chez les enfants. — Prescrire :

         N° 1. Créosote goudron de bois   2 à 13 gr.
               Alcool de Montpellier . . . . .   250 —
               Vin de Malaga. . . . .   720 —

M. — Donner 1 à 2 cuillerées à bouche, chaque jour, dans un verre d'eau, loin des repas. Une cuillerée à bouche contient 0 gr. 02 à 0 gr. 20 de créosote.

         N° 2. Créosote goudron de bois   1 à   2 gr.
               Huile de foie de morue. . . .   150 —

M. — Donner de une cuillerée à café à trois cuillerées à bouche, loin des repas. Une cuillerée à bouche renferme 0 gr. 01 à 0 gr. 07 de créosote.

Jaccoud.

Tuberculose aiguë. — I. TRAITEMENT. — Prescrire :

1° *Stimulants et toniques* : alcool à hautes doses (60 à 80 gr.); quinquina (3 gr. d'extrait dans une potion).

2° *Antipyrétiques* : tant que le malade a une fièvre continue, il n'y a rien à espérer. La thérapeutique se bornera donc à supprimer la *fièvre*.

Recourir à l'*acide salicylique*; le donner de la façon suivante : le premier jour, 2 grammes ; le deuxième jour, si l'effet a été nul, 2 grammes encore ; s'il y a eu défervescence, 1 gr. 50 ; le troisième jour, 1 gr. 50 ;

puis deux jours de repos; après quoi, recommencer de la même manière.

Le meilleur antipyrétique, dans la tuberculose fébrile, est le *salicylate de soude*. Il est inadmissible, en présence des faits que nous apporte chaque jour l'expérience clinique, de faire encore usage, dans ces cas, du sulfate de quinine.

Le salicylate de soude doit être administré à la dose de 1 gr. 50, 2 grammes au maximum, en vingt-quatre heures.

A la dose quotidienne de 1 gramme, le médicament peut être avantageusement continué pendant long-temps, avec cette précaution de faire absorber chaque dose ou fraction de dose en dilution dans une quantité suffisante de liquide (eau alcoolisée).

Le salicylate de soude agit par une administration répétée plusieurs jours de suite, et en outre accumule ses effets, de façon à produire une réfrigération redoutable, si, en en continuant l'emploi, on ne diminue pas en même temps la dose.

Les contre-indications de l'usage du salicylate de soude sont : les affections des reins, les inflammations des poumons (de crainte d'asphyxie) et du cœur.

Toutefois le plus souvent, avec ce traitement on n'obtiendra rien, pas même un abaissement de température de 1 à 2 dixièmes.

Essayer alors un autre antipyrétique et, si l'insuccès est le même, le malade va succomber rapidement.

Dans d'autres cas, un peu moins rebelles, la température s'abaisse, mais on ne rompt pas la continuité de la fièvre. Le pronostic reste aussi fatal : seulement cet abaissement est quelquefois le premier indice de l'intermittence cherchée.

Si la continuité de la fièvre finit par céder, si elle disparaît le matin, c'est un résultat notable.

Dans les cas les plus favorables, et malheureusement les plus rares, la fièvre du soir disparaît également, et la maladie aiguë a fait place à une maladie chronique.

3° *Révulsifs* : ventouses sèches, matin et soir, sur les membres inférieurs.

II. Régime. — Alimenter le malade.

Tuberculose chronique. — La créosote pure de hêtre a été — et est toujours — vantée comme un remède précieux, presque un spécifique. La prescrire à la dose de 15 à 20 centigrammes, élevée insensiblement jusqu'à la dose de 40 centigrammes *pro die*. On peut l'incorporer avec l'huile de foie de morue ou l'administrer en capsules, en pilules. — Toutefois, à cette dose, le pouvoir bacillicide est incomplet ; il faudrait pousser à 1 gramme et 1 gr. 50, pour saturer l'économie de manière à stériliser les germes. Ces doses, malheureusement, ne sont guère supportées et ne sont pas sans danger pour l'estomac.

Peter.

I. Traitement médical. — Depuis la découverte de Koch, la thérapeutique s'est acharnée contre le bacille tuberculeux. Malheureusement la thérapeutique bacillicide tue les malades, la thérapeutique « bacillempêchante » les sauve.

Les inhalations d'acide fluorhydrique ont été très employées un moment ; les lavements d'acide carbonique, les inhalations d'air surchauffé ont aussi eu leur moment de vogue. Tout cela est bien oublié aujourd'hui, car ces pratiques sont souvent non seulement inutiles, mais encore nuisibles. Cependant, les phtisiques que l'on traitait par ces nouvelles méthodes étaient souvent notablement améliorés dans les premiers jours ; cela tient à ce que tout phtisique dont on s'occupe, tout phtisique à qui l'on promet la gué-

rison, voit quelques-uns des symptômes secondaires
de son mal diminuer dans une certaine mesure. Les
forces semblent reprendre, l'appétit s'améliorer. En
réalité, c'est un effet purement moral et bientôt la
maladie reprend sa marche progressive, inexorable.

Les tentatives de vaccinations antituberculeuses
sont peu suivies de succès: il y a trop d'irrégularités
dans les résultats obtenus, trop de danger dans les
inoculations, pour que l'on puisse songer à transpor-
ter les vaccinations chez l'homme.

On a renoncé aux injections de sérum de sang de
chien ou de chèvre qui auraient dû être rejetées,
théoriquement, puisque le chien et la chèvre ne sont
pas réfractaires à la tuberculose.

Koch a eu l'idée, avec sa lymphe, de détruire le
tissu tuberculeux pour lui couper les vivres; il faut
remarquer que le bacille tuberculeux se charge déjà
de cette destruction et que l'action de la lymphe ne
fait que s'ajouter à la sienne. En réalité, les injections
n'avaient qu'un effet, elles mobilisaient le bacille qui
allait chercher fortune ailleurs; souvent le malheureux
phtisique traité par les injections de lymphe succom-
bait à la tuberculose aiguë.

La créosote et le gaïacol peuvent être considérés
comme les meilleurs moyens qu'il soit possible d'opposer à la multiplication des bacilles. Il est, du reste,
possible que la créosote n'agisse que comme balsamique, que ce soit là une application de la médication
substitutive. Il y aurait alors surtout modification de
l'inflammation chronique des bronches. En tout cas,
il faut faire son deuil des parties du poumon où il y a
des granulations tuberculeuses et de celles qui sont
transformées en cavernes.

La créosote est mal supportée par l'estomac, et, il
faut ménager avec soin l'estomac du phtisique. On
administrera donc le médicament par la voie sous-

cutanée, en ayant soin de ne pas donner des doses trop fortes. Ces dernières peuvent provoquer des poussées congestives avec hémoptysies, quelquefois très abondantes, parfois même mortelles. La créosote doit surtout être maniée avec précaution dans les formes éréthiques de la phtisie.

Employer l'huile créosotée. Faire l'injection lentement et éviter avec soin de pousser le liquide dans une veine, ce qui amènerait la production d'embolies pouvant être mortelles.

Le gaïacol est aussi un médicament utile. De même qu'à la suite de l'usage de la créosote, on observe, avec le gaïacol, la diminution de la toux et de l'expectoration et une augmentation de l'appétit ; les bacilles persistent dans les crachats. On peut se servir de la formule suivante :

    Huile d'amandes douces.......... 100 gr.
    Gaïacol....................... 10 —
    Iodoforme..................... 1 —

Injecter chaque jour 50 centigrammes de la solution. Au début du traitement, on fera bien de commencer par 10 centigrammes de la solution.

II. TRAITEMENT HYGIÉNIQUE. — Quelle que soit l'utilité de la créosote et du gaïacol, le traitement hygiénique, qui aura pour base la cure d'air, le séjour à la campagne et une bonne alimentation, sera toujours la meilleure thérapeutique à diriger contre la phtisie.

On pourra y joindre, selon les indications, l'usage de l'huile de foie de morue, si elle est bien supportée et celui de la révulsion locale.

Hayem.

Tuberculose pulmonaire et dyspepsie. — On a depuis longtemps reconnu la fréquence extrême des troubles digestifs dans la tuberculose et la nécessité de lutter contre ces troubles qui constituent une cause évidente de déchéance rapide. On a été conduit à se demander si les lésions pulmonaires ne retentissaient pas sur le fonctionnement de l'estomac.

Parmi les malades, les uns offrent des phénomènes de dyspepsie bien caractérisés, tout en ne montrant que des signes équivoques de tuberculose : ce sont des dyspeptiques en imminence de tuberculose. D'autres, au contraire, indépendamment des phénomènes dyspeptiques qu'on peut constater chez eux ont une tuberculose nettement caractérisée.

Dans la plupart des cas, les gastrites tuberculeuses s'accompagnent de lenteur dans les digestions, de retard dans l'évacuation du contenu stomacal, et, par suite, de dilatation stomacale et de fermentations.

Au point de vue de l'étiologie, les causes de la dyspepsie sont communément, à l'hôpital, l'alcoolisme et le tabagisme ; en ville, le tabagisme n'est pas rare mais les causes les plus fréquentes sont l'usage et l'abus des médicaments irritants.

Une gastropathie banale, de cause variable, débute dans l'enfance ou dans l'adolescence : elle entretient un état de débilité générale, jusqu'à ce que, à un moment donné, une menace de tuberculose se produise. Dès qu'on soupçonne la tuberculose, on institue alors une médication active, en prescrivant une alimentation abondante, et, sous l'influence de ce régime, on ne tarde pas à voir apparaître les phénomènes du syndrome gastrique initial, qui, en réalité, existe dans la pratique moins souvent qu'il ne l'a dit, et dont la constatation ne doit pas empêcher de se rendre compte que la gastropathie existait depuis des années. Dès qu'on supprime les médicaments irritants et qu'on établit un régime approprié, on voit, d'ailleurs, les phénomènes gastriques s'amender.

Contrairement à ce qu'on a dit, la tuberculose au début ne retentit donc pas d'une façon évidente sur l'estomac, et il n'y a pas, au contraire, beaucoup de maladies graves qui influent aussi peu sur l'état gastrique.

En résumé, la gastrite du phtisique est une gastrite vulgaire, qui semble créer un terrain favorable à l'évolution de la tuberculose. Il est donc important de soigner les jeunes gastropathes, et le traitement anti-dyspeptique peut suffire à enrayer la tuberculose tout à fait à son début.

Dieulafoy.

Tuberculose laryngée. — I. TRAITEMENT MÉDICAL. — Le traitement est malheureusement loin de répondre à la grandeur des maux que le médecin est appelé à soulager. On peut cependant soulager le malade. On atténue la dysphagie par des attouchements à la cocaïne. Quant à faire rétrocéder les lésions formées, on a quelque espoir d'y arriver.

Partant de ce fait que la tuberculose du larynx procède presque toujours de la superficie vers la profondeur, Heryng a institué une méthode où le curettage de la muqueuse, les attouchements à l'acide lactique sont la base du traitement; c'est par l'emploi de ces moyens qu'il estime avoir guéri de leurs lésions laryngées tel ou tel de ses malades. Mais ce traitement exige une main particulièrement exercée.

II. TRAITEMENT HYGIÉNIQUE. — On a encore la ressource d'un traitement hygiénique, et particulièrement des climats d'altitude, où les tuberculeux pulmonaires et laryngés guérissent fréquemment.

Landouzy.

Tuberculose infantile. — PROPHYLAXIE. — Il faut
entreprendre la prophylaxie de la tuberculose du premier âge, en s'attachant à combattre la contagion, qui
est presque la seule cause de cette effrayante mortalité.
En effet, toutes les causes de contagion se réunissent
autour de l'enfant, qui lui-même présente un terrain
des plus favorables à la culture du bacille.

Nos habitudes d'élevage font du bébé une chose
constamment manipulée, dans un milieu où tout
semble réuni pour condenser les éléments de contage.
Les soins incessants multiplient les contacts; dans les
milieux pauvres surtout, les poussières souillées par
l'expectoration d'un phtisique, les objets communs,
cuillers, gobelets, serviettes, etc., portent perpétuelle-
ment à l'enfant le germe de la contagion; la vie en
commun est de tous les instants et si l'un des parents
est phtisique, c'est celui-là qui deviendra le nourri-
cier désigné du bébé. C'est la principale cause de cette
énorme mortalité.

Aussi ne doit-on pas plus craindre de parler aux
parents de la contagion de la phtisie qu'on ne le fait
pour les autres maladies.

Non seulement il faut désinfecter les locaux où sont
morts des tuberculeux, mais il faut aussi que le médecin apprenne aux familles que cracher n'importe
où, sur le parquet, sur un tapis, sur les draps, même
sur un mouchoir, n'est pas seulement malpropre,
mais dangereux.

Le rôle de tout médecin, pénétrant dans un foyer
auquel s'est assis un tuberculeux, est, officieusement,
de faire la police de ce foyer; le tact, la mesure sont
ici de mise plus que partout ailleurs, et, pour être
doux, persuasif, résolu et officieux, le rôle du médecin
n'en demeurera pas moins tutélaire.

Ch. Richet et Héricourt.

L'introduction d'une certaine quantité de sang d'un animal réfractaire à la tuberculose (chien) dans l'économie d'un animal tuberculisable (lapin) retarde l'évolution de la tuberculose. Il suffit, pour cela, d'inoculer 40 grammes de sang par kilogramme de poids d'animal. Il faut adopter le péritoine comme voie d'introduction, parce que, si l'on introduit le sang par la veine, le lapin succombe avec moins de 7 centimètres cubes. Au bout de cinq à six jours, les 30 à 40 grammes de sang sont absorbés par le péritoine, mais en produisant une perturbation dans la nutrition générale, car l'animal perd du poids pendant plusieurs jours.

A l'expérience, la mortalité a été de 80 pour 100 sur les animaux témoins et de 10 pour 100 sur les lapins transfusés. Le poids initial des deux séries étant rapporté à 100 est devenu 80 pour les premiers et 125 pour les seconds.

Pourrait-on faire bénéficier l'homme de cette méthode? Il faudrait, en gardant la proportion, transfuser à l'homme au moins 2 kilogrammes de sang, ce qui est impossible. On ne peut songer non plus à fractionner l'opération à diverses reprises, car le tissu cellulaire sous-cutané n'est pas très tolérant et ne peut résorber promptement une quantité de sang un peu considérable.

Comme c'est probablement le sérum qui agit, soit en tuant les bacilles, soit en développant la résistance du terrain, il doit suffire d'injecter seulement ce liquide pour que les globules se détruisent rapidement.

Lépine.

On doit employer le sérum du sang de chèvre, obtenu

aseptiquement, en une demi-heure, par l'action centrifuge à basse température, c'est-à-dire tout à fait frais.

Il conserve beaucoup mieux les globules de sang humain que le sang de chien, et le principal danger de l'opération est la destruction d'un certain nombre de globules par le sérum tranfusé. Ne pas dépasser 80 centimètres cubes, introduits par deux piqûres faites sous la peau de l'abdomen. On emploiera avec avantage une aiguille de Pravaz très fine, à laquelle est adapté un petit tube de caoutchouc d'environ 1 mètre de longueur, aboutissant à un récipient de verre placé à 50 centimètres au-dessus de l'abdomen. L'introduction est très lente, et la boule sous-cutanée peu prononcée.

Millard.

Tuberculose pharyngée. —Huile de foie de morue. Vin de quinquina au bordeaux. Sirop de phosphate de chaux.

Injection émolliente dans l'oreille droite.

Gargarisme émollient.

Attouchements de la gorge, tous les deux jours, avec une préparation à base de teinture d'iode et d'aconit, par parties égales.

Dujardin-Beaumetz.

I. TRAITEMENT PAR LA CRÉOSOTE. — Parmi les antiseptiques divers qui ont été proposés, le plus efficace est la créosote.

1° *Voie stomacale.* — Donner la créosote à hautes doses :

Vin créosoté :

Créosote de hêtre............	18 gr.
Alcool de Montpellier........	250 —
Sirop de sucre	100 —
Vin de Malaga.............	Q. S. pour 1 litre.

M. — Chaque cuillerée contient 30 centigrammes de créosote, à donner dans un verre d'eau sucrée.

Huile de foie de morue créosotée :

Créosote de hêtre...............	10 gr.
Huile de foie de morue blonde.....	1 litre.

Peu de tuberculeux pourront supporter par la voie stomacale 1 gramme de créosote. Les malades perdent rapidement l'appétit et se dégoûtent vite de ce médicament.

2º *Injections hypodermiques.* — Elles paraissent être le meilleur moyen d'administrer la créosote aux phtisiques.

En ce qui concerne le véhicule employé pour ces injections, on tend aujourd'hui à abandonner la vaseline liquide, et l'on a raison, car elle n'est pas absorbée et reste emmagasinée dans les tissus où elle constitue un véritable corps étranger.

Les huiles végétales et même quelques huiles animales ne présentent pas cet inconvénient; mais quelle est celle que l'on doit préférer?

J'ai fait des essais avec différentes huiles, notamment avec l'huile de foie de morue, et, malgré la stérilisation, j'ai obtenu des accidents locaux, dus évidemment aux ptomaïnes que renferme cette huile.

Les recherches comparatives que j'ai pu faire m'ont montré, que l'huile d'olives vierge est encore le meilleur véhicule que l'on puisse employer.

On administrera donc la créosote sous la peau, avec l'injecteur de Gimbert, l'appareil de Burlureaux ou tout autre appareil analogue à la seringue Pravaz et pouvant contenir de 15 à 20 grammes de la solution suivante :

<pre>
Créosote pure.................... 10 gr.
Huile d'olives vierge stérilisée..... 150 —
</pre>

La stérilisation est obtenue, en chauffant l'huile à 125° C. Le liquide est pur, si les gouttes projetées sur une plaque de verre ou de porcelaine sont limpides, transparentes, claires, sans aucun trouble ou souillure.

L'injection est faite dans la région de l'épine de l'omoplate. Faire un pli à la peau ; parallèlement au pli, introduire l'aiguille d'une seringue capable d'être chargée de 10 à 15 grammes de la solution.

Pousser l'injection lentement ; puis, retirer l'aiguille et placer le doigt sur l'orifice fait à la peau, pour empêcher la sortie du liquide. Dans l'espace de cinq à dix minutes, l'haleine prend l'odeur caractéristique de la créosote, qui persiste pendant douze heures.

Les injections sont faites tous les deux jours ; on pourrait injecter chaque jour 7 gr. 50 du mélange oléo-créosoté. Les doses inférieures à 50 centigrammes de créosote par jour sont inefficaces.

Le seul inconvénient des injections d'huile créosotée est le suivant : elles nécessitent l'emploi d'un appareil spécial.

Sous l'influence des injections, il se produit une diminution de l'expectoration, un retour de l'appétit, la disparition des sueurs.

3° *Voie rectale.* — Dans les cas où les injections sous-cutanées présentent des inconvénients, la voie rectale convient admirablement à l'administration de la créosote ; tous les malades, en effet, supportent très bien un suppositoire renfermant 1 gramme de créosote,

Il est des contre-indications à l'emploi de la créosote : la fièvre et l'hémoptysie. En effet, l'élimination de la créosote tend à augmenter l'hyperémie pulmonaire. C'est donc dans les formes lentes, apyrétiques que l'on a le plus de chance de succès.

II. Traitement par l'aristol. — Les injections sous-cutanées d'aristol, aux doses de 1 à 2 centigrammes par jour, sont bien tolérées et donnent un bénéfice analogue à celui des autres injections antiseptiques. On emploie une solution de 1/100ᵉ, dont on injecte une, puis deux seringues de Pravaz. Le meilleur véhicule est l'huile d'olives stérilisée.

III. Traitement par le gaïacol. — La créosote a été remplacée par le gaïacol associé à l'iodoforme, tous deux véhiculés dans l'huile d'olives stérilisée et dans la vaseline médicinale liquide : chaque centimètre cube de la préparation renferme 1 centigramme d'iodoforme et 5 centigrammes de gaïacol.

On l'injecte de préférence aux fosses sus-épineuses; l'injection ne produit ni douleur, ni gonflement, ni rougeur; la dose est de 1 à 3 centimètres cubes, tous les jours.

L'état général est relevé, les sueurs et le catarrhe diminuent et tendent à disparaître. La guérison toutefois n'est guère complète.

IV. Traitement par l'acide sulfureux. — L'acide sulfureux en inhalations paraît enrayer la marche de la maladie : la toux disparait, l'expectoration est facile et diminue, les sueurs sont moins copieuses, le poids du corps augmente chez les *non-fébricitants*.

Constantin Paul.

Dans l'administration de la créosote, la voie stomacale est abandonnée aujourd'hui, avec raison.

Les injections sous-cutanées présentent de véritables inconvénients.

La voie rectale est excellente.

Mais la voie respiratoire offre aussi de grands avantages.

Descroizilles.

Tuberculose infantile. — Prescrire :

Huile de foie de morue............ 90 gr.
Hydrate de chloral............... 10 —

Mêlez. — Une cuillerée à café, d'heure en heure.

Tapret.

Prescrire :

Peptone sèche .... 10 gr.
Créosote de hêtre................ 3 —
Glycérine neutre................. 70 —
Alcool .... 10 —
Eau distillée.................... 20 —
Chlorhydrate de morphine......... 0 — 10

M. s. a. — Quatre à cinq seringues de Pravaz par jour. Injecter profondément.

L'emploi des inhalations d'air comprimé, chargé de vapeurs de créosote, donne des résultats excellents chez les phtisiques à toutes les périodes.

Employer la cloche métallique qui a servi aux expériences de Paul Bert sur l'anesthésie; les malades y séjournent quatre heures. On augmente la pression au moyen d'une pompe qui fait pénétrer l'air, chargé de vapeurs par son passage à travers des copeaux imprégnés de créosote. Dans ces conditions, l'air qui pénètre dans le parenchyme pulmonaire contient en moyenne 1 milligramme de créosote par litre.

14.

En une demi-heure, la pression atteint 1 atmosphère et demie ; cette pression est maintenue pendant trois heures, puis on la diminue graduellement pendant la dernière demi-heure de séjour.

Pendant ces quatre heures, le malade a inspiré en moyenne 4 grammes de créosote.

On renouvelle ces séances tous les jours.

Après quelques jours, on constate une amélioration sensible, qui devient considérable après plusieurs mois.

L'état général s'améliore rapidement, l'appétit devient bon, les malades engraissent, la fièvre diminue d'abord, puis disparait ; la toux est moins fréquente, l'expectoration moins abondante, et les signes stéthoscopiques s'atténuent. On constate même quelquefois la disparition des bacilles dans les crachats.

Fernet.

Pratiquer des injections de *naphtol camphré*.

Deux fois par semaine, au moyen de la seringue de Pravaz, injecter 15 centigrammes de naphtol camphré, dans le premier ou le deuxième espace intercostal, à égale distance de la ligne axillaire et du sternum.

Il n'y a généralement pas de réaction douloureuse ; l'expectoration diminue, les signes physiques se modifient favorablement.

Renouveler l'injection suivant l'indication.

Legroux.

Tuberculose pulmonaire chez les enfants. — Prescrire :

Créosote.	
Iodoforme.	āā 5 gr.
Terpine	

Acide benzoïque.................
Térébenthine de mélèze............ $\Big\}$ ââ 2 gr.
Poudre de guimauve..............
Magnésie........................ $\Big\}$ ââ 6 —

M. et F. 100 pilules; une à dix de ces pilules par jour.

Gouguenheim.

Tuberculose laryngée. — TRAITEMENT CHIRUR-GICAL. — L'anesthésie préalable du larynx est habituellement pratiquée avec une solution de chlorhydrate de cocaïne très forte, de 1/3 ou 33 pour 100. Celle du pharynx et de la base de la langue est faite aussi avec le plus grand soin, de manière à ce que la traction de la langue hors de la bouche soit aisée et que l'application du miroir laryngoscopique soit facilement tolérée. Alors on place l'emporte-pièce antéro-postérieur, une branche en arrière de la région aryténoïdienne et l'autre branche en dedans du larynx; ce mouvement doit être surveillé avec soin et, quand on s'est assuré que la région malade est bien saisie par les deux mors de l'instrument, il ne reste plus qu'à serrer fortement pour faire la section des tissus, qui est habituellement facile, si l'instrument coupe bien. L'hémorragie consécutive est fort peu abondante, la douleur de l'opération à peu près nulle; il est quelquefois possible d'opérer aussitôt l'autre côté; dès que la pince est retirée, on peut voir la cavité de l'emporte-pièce comblée par une masse de tissu qui déborde de l'instrument. Ce tissu peut être aussitôt mis dans le liquide approprié à l'examen histologique.

Après l'opération, le malade avale de la glace pendant un certain temps, quinze à trente minutes; l'hémorragie s'arrête très vite.

Il m'est arrivé plus d'une fois de pratiquer ces opérations chez des malades du dehors, sans avoir jamais vu survenir aucun trouble respiratoire, et je suis convaincu d'avoir pu éviter la trachéotomie dans quelques cas. Toutefois j'ai toujours préféré hospitaliser les malades, pour pouvoir faire plus fréquemment les pansements quotidiens, que je trouve indispensables ; j'emploie le naphtol camphré (2 de camphre, 1 de naphtol β) pour panser la plaie et je fais les pansements tous les jours.

Dès le lendemain de l'opération, ordinairement, la dysphagie est apaisée, et elle disparait assez rapidement pour permettre d'alimenter et de médicamenter convenablement les malades.

Rien n'est aussi prompt que la cicatrisation de ces plaies ; au bout de deux semaines, rarement davantage, les plaies ne suppurent plus et la cicatrisation est achevée en trois ou quatre semaines au plus. La place de la plaie prend un aspect légèrement rouge, et cette couleur rouge qu'elle présente, est à peu près normale ; au laryngoscope, il est difficile de voir le tissu cicatriciel.

Henri Huchard.

I. Traitement par l'huile camphrée. — Injecter par la voie sous-cutanée l'huile camphrée à 10 pour 100. Faire dissoudre :

Camphre......................	10 gr.
Huile d'olives pure stérilisée	00 —

Injecter tous les jours, deux fois par jour, une seringue pleine de cette huile, en ayant soin d'injecter profondément dans l'hypoderme.

Chaque injection, primitivement de 10 centigrammes de camphre, est ensuite portée à 25 centigrammes. Au camphre, on a ajouté du gaïacol.

L'injection ne laisse aucune douleur après elle ; elle ne produit jamais d'escarres ni d'abcès ; dans certains cas, on observe un peu d'engourdissement.

Les effets thérapeutiques sont quelquefois presque immédiats, mais le plus souvent ils ne se manifestent que tardivement.

Le premier effet consiste en une sensation de vague, que les malades comparent à une légère ivresse. Les malades n'ont plus d'insomnies prolongées ; les sueurs nocturnes sont à peu près supprimées ; l'appétit revient, les digestions se font mieux et le poids du corps augmente ; la température fléchit dans certains cas ; l'état général, en un mot, semble s'améliorer notablement.

Quant à l'expectoration et aux signes d'auscultation, il ne parait pas y avoir, de ce côté, de changements bien marqués ; d'ailleurs, cette médication s'adresse simplement à l'état général qu'elle relève et à certains troubles fonctionnels, qu'elle fait disparaître.

Ces injections, bien que n'ayant pas une action immédiate sur le bacille, modifient avantageusement le terrain affecté : elles remplaceraient fort bien la morphine.

Avec l'huile à 10 pour 100, la tolérance ne se maintient généralement pas plus de trois à quatre jours, avec deux injections par jour. A cette dose, le malade éprouve, vers le quatrième jour, un goût de camphre dans la bouche, avec éructations ; deux jours de repos suffisent pour faire disparaître ces symptômes.

Le maintien des effets observés n'est pas toujours constant chez les malades, lorsque les injections sont supprimées, mais il suffit de faire chaque semaine une nouvelle injection pour qu'ils persistent assez régulièrement.

II. TRAITEMENT PAR LES EAUX MINÉRALES. —

1° Les *eaux arsenicales*, comme celles du Mont-Dore, sont sédatives, antifébriles, anticongestives et « possèdent, vis-à-vis de l'éréthisme pulmonaire, une action véritablement hyposthénisante » (Durand-Fardel).

2° Les *eaux chlorurées sodiques*, arsenicales et bi-carbonatées, représentées par les eaux de la Bourboule, agissent sur l'état général qu'elles restaurent en partie par leur altitude et leur composition chimique, sur l'état local par l'arsenic qui décongestionne et par le chlorure de sodium qui produit ainsi une influence substitutive des plus salutaires sur les congestions ou inflammations péri-tuberculeuses.

3° Les *eaux sulfureuses fortes* ou *faibles* (Eaux-Bonnes, Saint-Honoré, Allevard, Challes, etc.) agissent surtout sur l'élément catarrhal, en même temps que sur les phlegmasies pulmonaires péri-tuberculeuses à lente résolution.

Labadie-Lagrave.

Tuberculose pulmonaire. — Chez les malades traités par les injections de gaïacol, il se produit une amélioration considérable des phénomènes généraux, aussi bien que de l'état local et des symptômes subjectifs, surtout lorsque le médicament est administré à des malades encore à la première période de leur tuberculose. On obtient, de l'emploi du gaïacol, dans les cas graves, les résultats les plus satisfaisants.

Les malades supportent plus facilement le gaïacol que la créosote.

Burlureaux.

Prescrire :

Créosote pure...................... 10 gr.
Huile d'olives vierge stérilisée..... 150 —

Pour injections sous-cutanées, de préférence au niveau de l'épine de l'omoplate. Commencer par une injection de 1 à 5 grammes.

La créosote ne doit pas contenir d'acide phénique, et, pour cela, elle doit être entre 200 et 210°; les créosotes du commerce ne contiennent que 60 à 65 pour 100 de principes distillant à cette température.

Quant à l'huile, elle doit être parfaitement pure aussi; ce peut être ou de l'huile d'amandes douces, ou de l'huile d'arachides, ou enfin de l'huile d'olives, lavée d'abord à l'alcool. L'introduire dans un ballon à fond plat de 300 centimètres cubes et y verser 100 centimètres cubes d'alcool à 90°. Agiter fortement le mélange et filtrer sur papier blanc. Après cette opération qui dure plusieurs heures, faire bouillir l'huile décantée au bain-marie, l'alcool s'évapore et on a un liquide très pur et complètement décoloré. L'huile ainsi préparée ne provoque aucune irritation.

I. TECHNIQUE. — Cette huile créosotée à principes ainsi purifiés doit être injectée dans le tissu cellulaire avec une extrême lenteur; 20 grammes représentent la quantité moyenne à injecter par heure, et les injections durent de deux heures et demie à sept, huit ou même neuf heures. Pour rendre l'injection plus facile et pour ainsi dire mathématiquement exacte, employer l'appareil que j'ai inventé avec la collaboration de M. le Dr Guerder. Cet appareil a l'avantage d'obliger l'opérateur à procéder avec lenteur; en second lieu, il faut dix minutes pour injecter les 15 grammes d'huile créosotée qu'on administre.

II. INDICATIONS. — La créosote est un précieux agent révélateur de la valeur biologique du sujet. Ce médicament a, au point de vue pronostique, une importance révélatrice, qui ne le cède en rien à celle de la tuberculine au point de vue diagnostique, et l'on peut formuler les conclusions suivantes :

1° Tout malade qui ne tolère pas la créosote à petites doses est presque irrémédiablement perdu ;

2° Tout malade qui supporte la créosote à hautes doses a des chances sérieuses de guérison ;

3° Mais, si après avoir supporté de fortes doses, il vient tout à coup à avoir une intolérance progressive, le pronostic s'assombrit de la façon la plus inquiétante.

Les malades à tolérance idéale n'éprouvent ni vertige, ni sueur, ni urine noire, ni goût prononcé de créosote, ni courbature, ni fièvre. A l'extrême opposé, on trouve des malades qui ne supportent pas les moindres doses de créosote sans avoir un ou plusieurs des phénomènes ci-dessus mentionnés.

Le phénomène solennel par excellence, révélant l'intoxication, c'est la sensation de refroidissement éprouvée par le malade sept heures après l'injection. Le refroidissement est habituellement précédé d'une hyperthermie qui commence peu de temps après l'injection ; elle va *crescendo* jusqu'à la septième heure ; survient alors la sensation de refroidissement, pendant laquelle elle peut persister ; puis elle diminue, pour faire place à l'hypothermie progressive. D'autres fois, les phénomènes se passent en sens inverse.

Cette intolérance est le témoin de la dépréciation de l'organisme, d'un état profond de déchéance.

1° En général, le fait de percevoir la saveur de créosote pendant longtemps, surtout après avoir reçu des doses relativement minimes, est un indice d'intolérance ; ce signe n'a d'ailleurs qu'une valeur secondaire, surtout quand il est isolé.

2° L'apparition des urines noires, si elle ne survient qu'accidentellement, ou à la suite de très fortes doses, n'a aucune valeur pronostique, et n'indique en rien l'intolérance. Mais si les malades ont des urines noires et surtout très noires avec des doses minimes de médicament, et d'une façon fréquente, le médecin doit faire des réserves et être prudent dans sa thérapeutique.

3° L'apparition de vertiges, d'ivresse, voire même de torpeur, avec anéantissement général, impossibilité d'associer deux idées, n'indique pas l'intolérance ; ces phénomènes sont d'ailleurs rares : ils ne durent que quelques jours chez le même malade.

4° La sueur survient fréquemment au début du traitement, immédiatement à la suite des injections ; elle est quelquefois profuse, durant sept ou huit heures. Si ce phénomène survient isolément, sans être accompagné de ceux dont il va être question, il n'a pas grande valeur pronostique, et n'indique pas l'intolérance, mais il est rare qu'il survienne isolément. Le plus souvent il s'accompagne d'une poussée fébrile, et alors deux cas peuvent se présenter.

Ou bien la fièvre n'est guère perceptible qu'au thermomètre, l'état général n'est pas altéré ; il faut alors continuer le traitement, abaisser au besoin les doses et la tolérance finit par s'établir.

Ou bien les sueurs s'accompagnent d'un malaise avec frisson violent, céphalée et sentiment de refroidissement ; les extrémités sont glacées, la respiration est ralentie, le pouls petit : le tableau est celui de la forme algide de la fièvre pernicieuse. La crise ne dure guère que trois quarts d'heure et est suivie souvent d'un grand état de bien-être. Malgré cela, en pareil cas, il faut renoncer au médicament, ou tout au moins tâtonner à des doses beaucoup plus faibles.

`Gaucher.

Prescrire l'acide borique à l'intérieur.

Le remède est inoffensif pour l'homme, même à des doses élevées, suffisantes pour incommoder le bacille. La dose toxique ne s'établit, en effet, que du moment que l'administration porte sur le quotient de 1 : 1,000; 1 gramme intoxique 1 kilogramme de chair animale. On n'atteindra donc pas cette dose.

La dose quotidienne à laquelle il faut arriver doit être de 4 grammes, chez un adulte du poids de 60 kilos.

L'élimination se fait par la voie rénale et par la muqueuse pulmonaire. On le retrouve dans les urines aussi rapidement que les iodures, et dans les expectorations; l'expectoration est en outre plus fluide, moins purulente et notablement diminuée.

L'acide borique n'est pas caustique; il n'a aucun goût, ne produit aucun trouble gastro-intestinal. Il a paru prévenir la diarrhée.

A. Josias.

Prescrire :

Huile d'olives pure stérilisée....., 8 cent. cubes.
Cocaïne .... 0 gr. 01
Créosote pure de hêtre .... 1 —

Mêler.
Faire une injection sous-cutanée, en quatre fois, dans une seule séance, tous les deux jours pendant deux mois; repos plus ou moins prolongé; reprendre ensuite les injections.

J. Comby.

Pratiquer les injections intrapulmonaires de chlorure de zinc. Le titre de la solution peut varier de 1 pour 50 à 1 pour 20, sans atteindre le titre de 1 pour 10, employé dans les tuberculoses chirurgicales.

C'est appliquer au parenchyme pulmonaire la méthode sclérogène du professeur Lannelongue.

Ces injections sont parfaitement tolérées par les malades. Elles ne sont pas douloureuses. Elles ne provoquent pas de sensation pénible quand on ne dépasse pas la quantité de III gouttes (trois divisions de la seringue de Pravaz) par injection. Les injections ont pu être répétées sans inconvénient tous les trois ou quatre jours.

Le résultat thérapeutique a paru favorable.

Les tentatives faites avec le sublimé, la teinture d'iode, le naphtol camphré, l'iode phéniqué, montrent tout au moins la tolérance du poumon pour les injections interstitielles.

Les injections sous-cutanées qu'on a opposées aux injections interstitielles ne donnent pas, même à doses intensives, des résultats satisfaisants, et il y a mieux à faire.

Les tentatives d'action directe paraissent donc justifiées, dans tous les cas où la tuberculose est localisée à un poumon, où l'état général est bon, où il n'y a pas de fièvre.

La conclusion qui paraît en ressortir est celle-ci : on peut, sans danger, injecter en plein poumon II ou III gouttes d'une solution de chlorure de zinc à 1/20ᵉ ; on peut sans danger répéter l'injection une ou deux fois par semaine.

Marfan.

Tuberculose infantile. — I. TRAITEMENT. — Les préparations d'iode et de tannin peuvent rendre de bons services.

Les règles générales de ce traitement seront modifiées suivant les cas individuels.

Le traitement a d'autant plus de chances d'être efficace qu'il est appliqué plus près du début.

II. Régime. — L'hygiène se résume en deux mots : repos, vie à l'air libre.

Chez l'enfant, la prescription du repos est très facile à exécuter ; il n'en est pas de même chez l'adulte.

Quant à la vie à l'air libre, voire même l'aération permanente, elle ne peut être réalisée dans les grandes villes ; il faut envoyer les enfants à la campagne, et mieux encore au bord de la mer ; l'atmosphère marine a, en effet, une influence bienfaisante sur la tuberculose généralisée, chronique, apyrétique des jeunes enfants.

Si l'atmosphère marine convient très bien dans la tuberculose généralisée, chronique, par contre les bains salés ou les bains de mer doivent être rigoureusement défendus ; leur usage doit être réservé uniquement aux tuberculoses locales dites chirurgicales.

Pour l'alimentation, la formule est simple : il faut suralimenter l'enfant, ce qui est facile en raison de l'intégrité habituelle des fonctions digestives.

L'huile de foie de morue est un précieux auxiliaire de l'alimentation ; elle n'agit pas seulement comme un corps gras, mais aussi comme un stimulant de la nutrition ; il faut rejeter l'usage des huiles de foie de morue blanches ou noires, et ne prescrire que des huiles fauves ou blondes ; aux nourrissons, on peut administrer d'abord une demi-cuillerée à café d'huile de foie de morue deux fois par jour et augmenter ensuite la dose, si le remède est bien toléré ; après le sevrage, on peut doubler ou tripler ces doses.

Il faut aussi prendre un soin particulier de la peau, « cette grande surface nerveuse dont les incitations retentissent avec tant d'énergie sur la nutrition générale » (Bouchard) ; on emploiera donc les frictions générales et les lotions froides.

Demelin.

Tuberculose et grossesse. — Instituer le traitement général, et soutenir les forces de la malade ; ensuite, localement, on essaiera d'éviter la fonte caséeuse, et on fera des applications larges et réitérées d'onguent napolitain.

Si le ramollissement se fait dans un ganglion, ou si un abcès froid apparaît autour d'une jointure, on peut continuer le même traitement, tant que la peau restera intacte.

Dans le cas contraire, on évacuera le contenu de la poche par aspiration et on fera ensuite des injections de vaseline iodoformée.

Le mieux, en somme, est d'éviter, autant que possible, les incisions, les grattages ou les ablations totales, à plus forte raison les amputations et les résections, à moins d'absolue nécessité. Toutes ces interventions seront mieux à leur moment, lorsque la période puerpérale sera terminée.

VOIES RESPIRATOIRES.

Le Gendre.

Dans les affections aiguës des voies respiratoires chez des enfants (*amygdalites, laryngites* et *pharyngites* aiguës à début brusque, avec prédominance de l'état fluxionnaire, maladies aiguës des bronches et des poumons*), prescrire l'enveloppement hydropathique du thorax.

On prend une pièce de gaze, pliée en huit doubles, d'une hauteur suffisante pour aller de l'ombilic au sommet du thorax et assez longue pour faire le tour du thorax, au moins une fois,

On la trempe dans de l'eau à la température de la chambre, et on l'applique autour du thorax après l'avoir exprimée ; on enroule par dessus un morceau de taffetas gommé de mêmes dimensions.

Au bout de quelques minutes, la dyspnée, l'agitation, la toux diminuent considérablement, et en quelques heures la congestion se dissipe.

L'enveloppement peut être prolongé plusieurs jours de suite et on doit y revenir à chaque nouvelle atteinte congestive.

TABLE DES AUTEURS.

15.

Descroizilles.

Dieulafoy.

Dreyfus-Brisac.

Du Castel.

Duguet.

Jullien.

Coryza... 80
Rhume de cerveau.................................... 80
Syphilis pulmonaire................................. 210

Labadie-Lagrave.

Laborde.

Lancereaux.

Landouzy.

Lannelongue.

Laveran.

Le Gendre (P.).

Legroux.

Lépine.

Lermoyez (M.).

TABLE DES MATIÈRES.

C. Cadéac. 1893, 1 vol. in-18 jésus de 480 pages, avec 46 figures, cartonné. . . . .   5 fr.

COIFFIER. — **Précis d'auscultation,** par le docteur Coiffier. 3e *édition*, 1894, 1 vol. in-18 jésus de 180 pages, avec 93 figures coloriées, cartonné. . . . . .   5 fr.

COYNE. — **Traité élémentaire d'anatomie pathologique,** par Coyne, professeur à la Faculté de médecine de Bordeaux. 1893, 1 vol. in-8 de 1,040 pages, avec 223 figures noires et coloriées . . . .   14 fr.

CULLERRE. — **La thérapeutique suggestive,** et ses applications aux maladies nerveuses et mentales, à la chirurgie, à l'obstétrique et à la pédagogie, par le docteur Cullerre. 1 vol. in-16 de 318 pages (*Bibliothèque scientifique contemporaine*). . . . .   3 fr. 50

DAGONET. — **Traité des maladies mentales,** par H. Dagonet, médecin de l'asile Sainte-Anne, J. Dagonet et G. Duhamel. 1894, 1 vol. gr. in-8 de 850 pages, avec 42 photographies et 1 carte des asiles . . . .   20 fr.

DECAYE. — **Précis de thérapeutique chirurgicale et de petite chirurgie,** asepsie, antisepsie, pansements et bandages, par le docteur Decaye. 2e *édition*, 1893, 1 vol. in-18 jésus de 636 pages, cartonné.   8 fr.

DE LA HARPE. — **Formulaire des eaux minérales,** de la balnéothérapie et de l'hydrothérapie, par le docteur De La Harpe. Introduction par le docteur Dujardin-Beaumetz. 1894, 1 vol. in-18 de 300 pages, cartonné.   3 fr.

DELEFOSSE. — **La pratique de l'antisepsie dans les maladies des voies urinaires.** 1892, 1 vol. in-18 jésus, 300 pages, avec 50 figures, cartonné.   4 fr.

—— **La pratique de l'analyse des urines et de la bactériologie urinaire.** 4e *édition*, 1890, 1 vol. in-18 de 212 pages, avec 26 pl. comprenant 103 figures, cartonné (*Bibliothèque du médecin praticien*) . . .   4 fr.

DESPINE et PICOT. — **Manuel pratique des maladies de l'enfance,** par A. Despine, professeur de pathologie interne à l'Université de Genève et C. Picot, médecin de l'infirmerie du Prieuré de Genève. 5e *édition*, 1894, 1 vol. in-18 jésus de viii-920 pages, cartonné . .   10 fr.

DESPRÉS. — **La chirurgie journalière,** leçons de clinique chirurgicale, par le docteur A. Després, chirurgien de l'hôpital de la Charité. 4e *édition*, 1894, 1 vol. gr. in-8 de 900 pages. avec figures. . . . . 12 fr.

Dictionnaire de médecine, de chirurgie, de pharmacie, de l'art vétérinaire et des sciences qui s'y rapportent, par E. LITTRÉ (de l'Institut). Ouvrage contenant la synonymie grecque, latine, allemande, anglaise, italienne et espagnole, et le glossaire de ces diverses langues. 17e *édition*. 1 vol. gr. in-8 de 1,894 pages à 2 colonnes, avec 600 figures. . . . . 20 fr.
Relié . . . . 25 fr.

DUBRAC. — **Traité de jurisprudence médicale et pharmaceutique.** 2e *édition* précédée d'un commentaire de la loi du 30 novembre 1892 sur l'exercice de la médecine. 1893, 1 vol. in-8 de 800 pages. . . 12 fr.

ELOY. — **La méthode de Brown-Séquard**, et les médications par extraits d'organes. Physiologie, indications cliniques et thérapeutiques, technique, par le docteur CH. ELOY. 1893, 1 vol. in-16 de 300 pages. 3 fr. 50

GROSS, ROHMER et VAUTRIN. — **Nouveaux éléments de pathologie et de clinique chirurgicales**, par le professeur F. GROSS et les professeurs agrégés ROHMER et VAUTRIN, de la Faculté de médecine de Nancy. *Ouvrage complet.* 1892, 3 vol. in-8 de chacun de 1,000 pages. . . . . 36 fr.

GUINOCHET. — **Les eaux d'alimentation**, filtration, épuration, stérilisation. 1894, 1 vol. in-16 de 350 pages, avec 100 figures, cartonné (*Encyclopédie de chimie industrielle*) . . . . 5 fr.

HALLOPEAU. — **Traité élémentaire de pathologie générale**, par le docteur H. HALLOPEAU, professeur agrégé à la Faculté de médecine, médecin de l'hôpital Saint-Louis. 4e *édition*, 1893, 1 vol. in-8 de 920 pages, avec 176 fig. 13 fr.

LAVERAN et TEISSIER. — **Nouveaux éléments de pathologie médicale**, par A. LAVERAN, professeur à l'École du Val-de-Grâce, et J. TEISSIER, professeur à la Faculté de médecine de Lyon. 4e *édition*, 1894, 2 vol. in-8 de 1,900 pages, avec 125 figures. . . . . . . 22 fr.

MERCIER. — **Guide pratique pour l'analyse des**

urines, par G. MERCIER. 1 vol. in-18 de 192 pages, avec 36 figures et 4 planches en couleurs, cartonné . 4 fr.

PICARD. — **Traité des maladies des voies urinaires de l'homme et de la femme**, par le docteur H. PICARD. 1 vol. in-18 jésus de 300 pages, avec figures, cartonné . . . . 5 fr.

REMY. — **Précis de médecine opératoire obstétricale**, par le docteur REMY, professeur agrégé à la Faculté de médecine de Nancy. 1893, 1 vol. in-18 jésus de 460 pages, avec 185 figures, cartonné . . . . . 6 fr.

ROUVIER. — **Le lait**, par le docteur ROUVIER, professeur à l'École de médecine de Beyrouth. Préface du docteur Pierre BUDIN. 1 vol in-18 jésus de 350 pages avec figures (*Bibl. méd. variée*) . . . . 3 fr. 50

RUDINGER. — **Précis d'anatomie topographique**, par le professeur RUDINGER. Edition française par PAUL DELBET, aide d'anatomie à la Faculté de médecine de Paris. Préface par le professeur LE DENTU. 1894, 1 vol. gr. in-8, 254 pages, avec 68 figures noires et coloriées 8 fr.

SCHWARTZ. — **La pratique de l'asepsie et de l'antisepsie en chirurgie**, par Ed. SCHWARTZ, professeur agrégé de la Faculté de médecine de Paris, chirurgien de l'hôpital Cochin. 1893, 1 vol. in-18 jésus de 380 pages avec figures, cart. . . . . 6 fr.

TEISSIER. — **Maladies du cœur et tuberculose.** *Des lésions de l'endocarde chez les tuberculeux*, étude anatomo-pathologique, pathogénique, expérimentale, clinique, par le docteur Pierre TEISSIER. 1894, 1 vol. gr. in-8, 329 pages . . . . 7 fr.

TRILLAT. — **Les produits chimiques employés en médecine.** 1894, 1 vol. in-18 jésus de 400 pages, cart . . . . 5 fr.

VIBERT. — **Précis de médecine légale**, par le docteur CH. VIBERT. Introduction par le professeur P. BROUARDEL. 3e *édition*, 1893, 1 vol. in-18 jésus de 785 pages, avec 73 figures et 3 planches en couleur, cartonné . . 8 fr.

VINAY. — **Traité des maladies de la grossesse, et des suites de couches**, par le docteur VINAY. 1 vol. gr. in-8 de 800 pages, avec figures. . . . . 16 fr.

ANGERS IMP. BURDIN ET Cie, 4, RUE GARNIER.

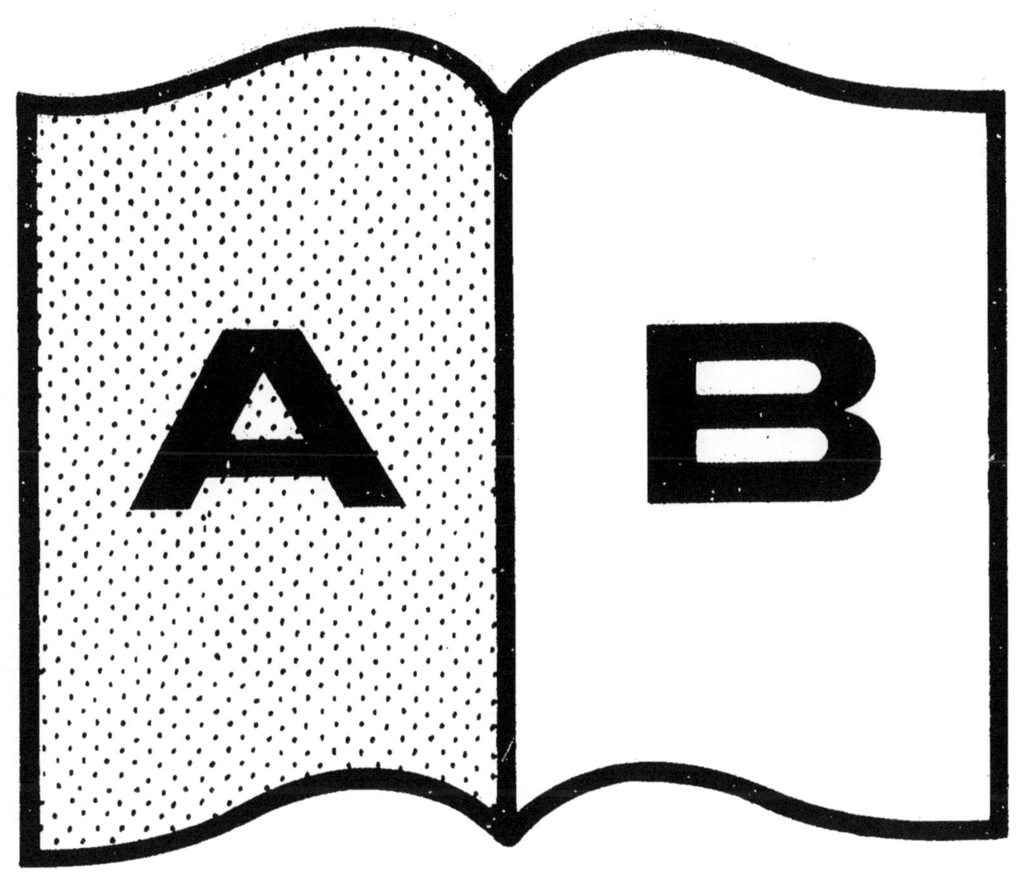

Contraste insuffisant

NF Z 43-120-14